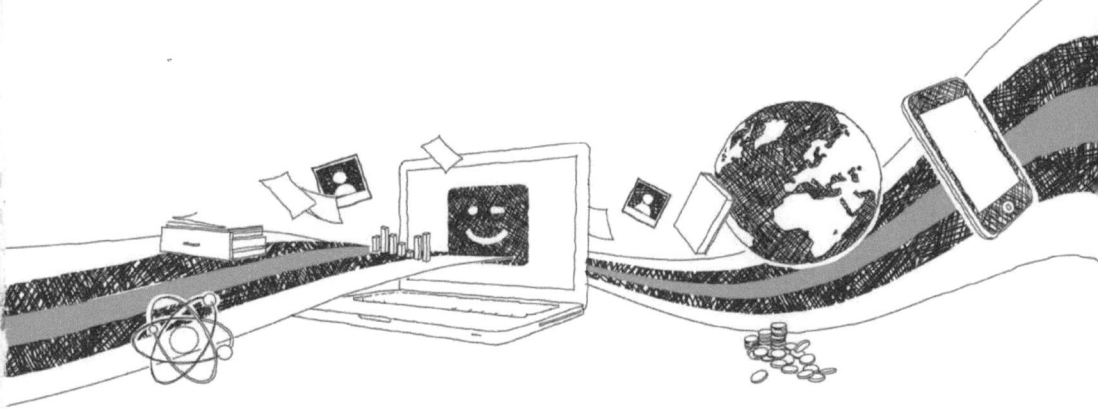
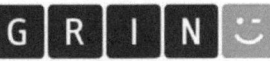

Bibliografische Information der Deutschen Nationalbibliothek:

Die Deutsche Bibliothek verzeichnet diese Publikation in der Deutschen National-
bibliografie; detaillierte bibliografische Daten sind im Internet über http://dnb.d-
nb.de/ abrufbar.

Impressum:

Copyright © 2016 GRIN Verlag
Druck und Bindung: Books on Demand GmbH, Norderstedt Germany
ISBN: 9783346095190

Maren Heilig

Förderung der Handlungskompetenz in der praktischen Ausbildung der Gesundheits- und Krankenpflege

Eine kritische Auseinandersetzung zwischen Schülerstation und Praxisanleitung

GRIN Verlag

Förderung der Handlungskompetenz in der praktischen Ausbildung der Gesundheits- und Krankenpflege

Eine kritische Auseinandersetzung zwischen Schülerstation und Praxisanleitung

BACHELOR-Thesis zur Erlangung des Grades
„Bachelor of Science"

Katholische Hochschule Nordrhein-Westfalen
Abteilung Köln
Fachbereich Gesundheitswesen
Bachelorstudiengang Pflegewissenschaft, Schwerpunkt Pädagogik

Maren Heilig

01. Juni 2016

Inhalt

Inhalt

1. Einleitung

Meine Motivation zum Thema „Förderung der Handlungskompetenz in der praktischen Ausbildung der Gesundheits- und Krankenpflege. Eine kritische Auseinandersetzung zwischen Schülerstation und Praxisanleitung" eine Bachelorarbeit zu verfassen, hat sich durch ein Projekt bei meinem Arbeitgeber entwickelt. Zuvor hatte ich von der Schülerstation nur in Fachzeitschriften gelesen. Durch meine Weiterbildung als Praxisanleiterin[1] und im Rahmen meiner Tätigkeit auf einer Intensivstation, habe ich vorzugsweise Auszubildende im dritten Lehrjahr betreut. Während meiner vierjährigen Berufserfahrung auf der Intensivstation erlebte ich hochmotivierte Auszubildende, die in der Eins zu Eins-Betreuung von mir während des gesamten Einsatzes begleitet wurden. Seit einem Jahr arbeite ich als Lehrkraft für den Bereich der Gesundheits- und (Kinder-) Krankenpflegeausbildung. Hier erlebe ich die vermehrte Kritik an den praktischen Einsätzen im Krankenhaus. Im Rahmen des Studiums habe ich das integrierte Praktikum[2] auf der Weaning-Station durchgeführt. Auf dieser Station findet in diesem Jahr das Projekt der Schülerstation statt. Während der Praktikumszeit wurde ein Probelauf mit zwei Auszubildenden aus dem dritten Lehrjahr durchgeführt, sodass ich einen ersten Eindruck von dem Konzept der Schülerstation gewinnen konnte.

Die beiden praktischen Ausbildungsmöglichkeiten Praxisanleitung und Schülerstation haben einen hohen Stellenwert in der Ausbildung zur Gesundheits- und Krankenpflegerin angenommen. Seit dem Krankenpflegegesetz von 2003 wurden neue Anforderungen an die praktische Ausbildung gestellt. Zunächst wurde der Begriff der Praxisanleitung einheitlich definiert. Durch die gesetzlich vorgegebene Praxisanleitung werden die Lernprozesse in der Pflegepraxis mit einer qualifizierten Praxisanleiterin geplant, durchgeführt und evaluiert. Die Auszubildende wird befähigt, die

---

[1] Im Sinne einer besseren Lesbarkeit erscheinen die Personen bzw. Personengruppen stets in weiblicher Form. Die männliche Geschlechtsform ist darin eingeschlossen.
[2] Ziel des Praktikums ist es: in einem pflegepädagogischen Arbeitsfeld im Bereich der stationären Versorgung einen Einblick zu erhalten

Inhalte die sie in der Theorie gelernt hat, in der Praxis mit Begleitung umzusetzen. Die Praxisanleitung leistet einen wichtigen Beitrag zur Steigerung der Qualität der praktischen Ausbildung. Die Krankenpflegeschulen nutzen das Projekt der Schülerstation im Rahmen der Öffentlichkeitsarbeit, um zukünftige Auszubildende an ihr Unternehmen zu binden und ihnen eine abwechslungsreiche praktische Ausbildung zu ermöglichen. Die Auszubildenden übernehmen in einem zeitlich befristeten Rahmen einen Teil der Station und können in Realsituationen eigenständig lernen und arbeiten.

Aus den oben genannten Gründen ergab sich bei mir die Fragestellung, inwieweit die Auszubildende, wenn sie kurzzeitig eine Station selbstständig führt oder von einer Praxisanleiterin begleitet wird, ihre berufliche Handlungskompetenz fördern kann. Aus diesem Anlass heraus werde ich in dieser Arbeit eine kritische Auseinandersetzung zwischen der gesetzlich vorgegebenen Praxisanleitung und der besonderen Situation der Schülerstation erörtern. Folgende Fragestellung wird anhand dieser Arbeit beantwortet: Wo können die Auszubildenden ihre berufliche Handlungskompetenz, die im Krankenpflegegesetz verankert ist, besser fördern, in der gesetzlich geforderten Praxisanleitung oder während des zeitlich begrenzten Projektes einer Schülerstation?

Zunächst wird die Literaturrecherche und die Analyse der Literaturdaten im zweiten Kapitel beschrieben. Darauf folgt die Erläuterung der methodischen Vorgehensweise, die von mir genutzt wurde, um Textanalysen nach den Interpretationsregeln durchführen zu können. Im vierten Kapitel wird die berufliche Handlungskompetenz und deren Definition erläutert. Darauf aufbauend beschreibt das fünfte Kapitel den Themenschwerpunkt der Praxisanleitung und das nachfolgende Kapitel stellt die Kernpunkte der Schülerstation dar. Nach der Vorstellung der beiden praktischen Ausbildungsformen wird ein Vergleich des Lernerfolgs anhand von Gemeinsamkeiten und Unterschieden erläutert. Im achten Kapitel wird eine Zusammenfassung und ein Ausblick zur gesamten Arbeit dargestellt. Das letzte Kapitel beinhaltet den Rückblick auf meinen eigenen Arbeitsprozess.

2. Literaturrecherche

Die grundlegende Literaturrecherche für die vorliegende Arbeit wurde im Zeitraum von Mitte Dezember 2015 bis Anfang Mai 2016 prozessbegleitend durchgeführt. Dazu wurde im deutschsprachigen Raum eine systematische Literaturrecherche im Bibliothekskatalog OPAC der katholischen Hochschule Nordrhein-Westfalen über das ZB-MED Suchportal Lebenswissenschaften LIVIVO und in CareLit® durchgeführt. Die eingegebenen Suchbegriffe waren in allen Datenbanken identisch: >>, praktische Ausbildung, Praxisanleitung, Schülerstation, Schüler leiten eine Station, (berufliche) Handlungskompetenz, Kompetenz<<. Aufgrund der hohen Anzahl an Ergebnissen wurden die Suchbegriffe mit den Worten: >>Pflege, Gesundheits- und Krankenpflege, Auszubildende, Schüler<< kombiniert. Durch diese Verknüpfung der Begriffe, konnte eine deutlich reduzierte Anzahl von Treffern identifiziert werden. Über eine Schneeballrecherche in allen relevanten und nicht relevanten Suchergebnissen konnten einzelne bedeutsame Titel akquiriert werden. Eine unsystematische Handrecherche wurde in der Bibliothek des Instituts für Aus,- Fort- und Weiterbildung der Kliniken der Stadt Köln gGmbH durchgeführt und bedeutungsvolle Artikel und Fachbücher konnten in die Analyse mit einbezogen werden. Hinsichtlich der Suche nach normativen Vorgaben, Empfehlungen und Handreichungen sind für die Verfasserin persönlich bekannte Links im Internet oder über die Internetsuchmaschine GOOGLE© recherchiert worden. Letztlich wurden auch unveröffentlichte Quellen, sogenannte graue Literatur, verwendet. Das sind Veröffentlichungen von Fachtagungen, nicht veröffentlichte Diplomarbeiten oder (Projekt-) Konzepte von Krankenhäusern, die in die Analyse mit einbezogen wurden. Diese Schriften waren Zufallsbefunde, die durch Gespräche unter Kommilitoninnen oder Arbeitskolleginnen aufgezeigt und der Autorin zur Verfügung gestellt wurden. Nach der umfangreichen Literaturrecherche konnten folgende Befunde analysiert werden:

➢ im **Bibliothekskatalog OPAC** der Katholischen Hochschule Nordrhein-Westfalen wurden zum Thema Kompetenz anfangs 669 Treffer
angezeigt. Erst durch die Eingrenzung (berufliche) Handlungskompetenz konnte die Trefferanzahl auf 29 reduziert werden. Mit der
Begrenzung Handlungskompetenz und Pflege wurde die Anzahl der
Treffer auf drei Ergebnisse reduziert. Diese drei Artikel waren unter
dem Stichwort Handlungskompetenz bereits aufgelistet, sodass
diese Eingrenzung nicht genutzt wurde. 30 Treffer konnten zum
Thema praktische Ausbildung gefunden werden. Drei Bücher mit
studienrelevanter Literatur wurden aus den Abteilungen Köln und
Münster entliehen. Bei der Stichwortsuche Praxisanleitung kamen 43
Treffer zustande. Diese wurden durch die Kombination mit dem Wort
Pflege auf 22 Treffer verringert. Aufgrund der Handrecherche in der
Bibliothek der Krankenpflegeschule konnten 15 Treffer als identisch
identifiziert werden. Drei von den neun neuen Treffern waren
Diplomarbeiten mit dem Schwerpunkt Praxisanleitung und wurden
vom Standort Köln ausgeliehen. Zum Suchbegriff Schülerstation
oder Schüler leiten eine Station gab es keinen Treffer.

➢ das Suchportal für Lebenswissenschaften **LIVIVO (ZB MED)** wurde
genutzt, um zunächst den Fokus auf das Themengebiet der Schülerstation zu legen. Hierzu gab es 38 Treffer in Fachzeitschriften, wovon
elf Artikel ausgeliehen wurden. Aufgrund dieser Primärliteratur konnten weitere Quellen anhand der Literaturverzeichnisse der Artikel
analysiert werden. Der Themenschwerpunkt Praxisanleitung wurde
mit 2.110 Treffern angegeben. Die Eingrenzung mit der Stichwort-
kombination Praxisanleitung und Pflege ergab 410 Treffer. Aus
diesem Grund wurde eine erneute Eingrenzung mit dem Stichwort
Gesundheits- und Krankenpflege eingegeben, sodass die Ergebnisse auf 48 Treffer minimiert werden konnten. Diese waren nahezu
identisch mit den 22 Treffern aus dem OPAC Katalog. Weitere zehn
von 48 Trefferquoten gehörten zum Thema Altenpflege, die für diese
Arbeit nicht in die Analyse hinzugezogen wurden.

➢ **CareLit®** ist eine Literatur-Datenbank für Management, Pflege und andere Sozialberufe. Zum Thema Schülerstation konnten 6 Treffer erzielt werden. Davon war ein Artikel identisch mit dem aus der Datenbank LIVIVO. Fünf weitere Artikel beinhalteten den Schwerpunkt der Altenpflege und wurden für eine weitere Analyse ausgeschlossen. Unter dem Stichwort Schüler leiten eine Station konnten 7 Artikel aufgezeigt werden. Die Treffer waren identisch mit der LIVIVIO Recherche. Eine Datensättigung zum Thema Schülerstation wurde erreicht. Für den Schwerpunkt Praxisanleitung und Pflege wurden 525 Treffer akquiriert. Durch die Eingrenzung mit dem Suchbegriff Schüler konnte die Trefferanzahl auf 70 reduziert werden.

➢ **GOOGLE©** als Internetsuchmaschine wurde genutzt, um Quellenangaben des Themenschwerpunktes Schülerstation, die im Internet veröffentlicht wurden, recherchieren zu können. Durch einen Artikel aus der ZB-MED ist die Verfasserin auf die Autorinnen HAUCK & SCHUSTER gestoßen. Dieser Artikel wurde als bedeutsam eingestuft und anhand des Literaturverzeichnisses konnten weitere neun Artikel recherchiert und analysiert werden. Des Weiteren wurde die Suchmaschine genutzt, um die Gesetzestexte, Handreichungen und Richtlinien, die im Internet öffentlich zur Verfügung stehen, nutzen zu können.

➢ eine **Handrecherche**, die in der Bibliothek des Instituts für Aus-, Fort- und Weiterbildung der Kliniken der Stadt Köln gGmbH durchgeführt wurde, ergab eine Trefferquote von 32 Büchern in der Rubrik Praxisanleitung / praktische Ausbildung. Davon wurden 18 Bücher ausgeliehen.

➢ **graue Literatur** ist eine Masterarbeit der Autoren ADAM & LIESCH. Das unveröffentlichte Konzept der PLAI-Station wurde von der Autorin WINKLER zur Verfügung gestellt.

➢ das Buch der **Autorin** KOSAK wurde käuflich erworben, da dieses in keiner öffentlichen Bibliothek für die Ausleihe zur Verfügung stand. Da zu diesem Zeitpunkt lediglich Fachartikel zum Thema Schüler-

station akquiriert werden konnten, wurde der veröffentlichten Diplomarbeit „SchülerInnen leiten eine Station" einen hohen Stellenwert bei-
gemessen. Die Autorin MAMEROW wurde in allen Datenbanken
zum Thema Praxisanleitung als Autorin erwähnt. Das veröffentlichte
Buch „Praxisanleitung in der Pflege" wurde in der aktuellsten Auflage
in die Analyse mit einbezogen.

Die weitere Vorgehensweise war die Sichtung der Literatur. Dazu wurden
zunächst die einzelnen Schriften dem jeweiligen Themenschwerpunkt
Handlungskompetenz, Praxisanleitung oder Schülerstation zugeordnet. In
einem zweiten Schritt wurden die Inhaltsverzeichnisse gesichtet, um relevante Inhalte oder Kapitel erkennen zu können. Im dritten Schritt wurden
die relevanten Kapitel geprüft, quergelesen und gegebenenfalls analysiert.
So konnte in einem schnellen Verfahren relevante von nicht relevanter
Literatur getrennt werden. Während der Literaturanalyse und der Vertiefung
der Themenschwerpunkte wurde eine weitere Literaturrecherche fort-
gesetzt, um die Arbeit inhaltlich weiter zu fundieren. Am 18.05.2016 erfolgte
eine abschließende Kontrollrecherche. Dazu wurden erneut die angewandten Suchbegriffe in den jeweiligen Datenbanken und Internetseiten mit der
angegebenen Trefferquote verglichen.

3. Methodische Vorgehensweise

Um die Bearbeitung der recherchierten Literatur durchführen zu können, nutzt die Verfasserin für die methodische Vorgehensweise die pädagogische Hermeneutik von RITTELMEYER & PARMENTIER. Der Begriff Hermeneutik wird von Karl-Otto APEL folgend definiert: *„>>Hermeneutik<< [...] bezeichnet ursprünglich die (Lehre von der) Kunst der Auslegung von Texten" (Apel 1974, S.277).* Die recherchierten Fachartikel und Bücher werden unter bestimmten Fragestellungen analysiert:

- *„Was meinen die Autorinnen/Autoren mit dem, was sie sagen oder schreiben?*
- *Was bedeuten die Texte?*
- *Welchen Zweck verfolgen ihre Urheber in einem bestimmten sozialen und historischen Zusammenhang?*
- *Was motiviert die Verfasserinnen und Verfasser zu bestimmten Äußerungen, Formulierungen, Konstruktionsregeln der Textgestalt?" (Rittelmeyer et al. 2001, S.1).*

„Die Hermeneutik soll Inhalte oder Bedeutungen eines Textes aus- bzw. offen legen, die zunächst [...] nicht auffallen" (ebd., S.2). Ein schwer verständlicher Text bedarf einer gekonnten Auslegung, um auf die korrekten Aussagen der Autorinnen zu schließen. Jeder Text lässt sich durch verschiedene Auslegungsmöglichkeiten unterschiedlich interpretieren oder auslegen (vgl. ebd., S.5).

> *„Ziel der Hermeneutik ist keine eindeutige Tatsachenaussage, auch kein moralischer Imperativ, sondern das Bewahren der „Fremde" eines jeden interpretierten Gegenstandes, die geradezu eine intellektuelle Leitfigur der gegenwärtigen Hermeneutik zu sein scheint"* (ebd., S.14).

RITTELMEYER & PARMENTIER haben sich mit dem Themenschwerpunkt der pädagogischen Hermeneutik auseinandergesetzt. Dieser Forschungsbereich beschäftigt sich mit der pädagogischen Texthermeneutik, Bildhermeneutik und Dinghermeneutik. Im Rahmen dieser Bachelorarbeit bietet sich die pädagogische Texthermeneutik von RITTELMEYER&PARMETIER an. In der pädagogischen Hermeneutik werden Textanalysen von Dokumenten mit kindlichen Redetexten, Sprechhandlungen und Äußerungen von Jugendlichen oder die Umgangsformen zwischen Lehrern und Schülern analysiert (vgl. ebd., S.49). Um eine korrekte Analyse von Texten durchführen zu können, werden die methodischen Grundsätze der hermeneutischen Interpretation von RITTELMEYER & PARMENTIER während der gesamten Bearbeitung von der Verfasserin eingehalten:

➢ Die methodische Prüfung von Voreinstellungen und Interpretationsperspektiven am interpretierten Sachverhalt
➢ Prüfung der Frage, ob sich die Interpretation strikt am Objekt orientiert
➢ Prüfung, ob neue Erkenntnisse oder nur Paraphrasen vorliegen
➢ Quellenkritik
➢ Das Problem der „Lebenswelt" / Sinnbezüge
➢ Betrachtung des historischen und sozialen Zusammenhangs, in dem ein Objekt hermeneutischer Analyse steht
➢ Die Bedeutung formaler bzw. strukturaler Merkmale eines Interpretationsobjektes
➢ Beachtung der Eigentümlichkeit des interpretierten Objektes, der interpretierten Person oder sozialen Situation
➢ Die Klärung zentraler Begriffe

Tab. 1 Methodische Grundsätze hermeneutischer Interpretation
(Rittelmeyer & Parmentier 2001, S. 43ff)

Mit diesen Interpretationsregeln kann sichergestellt werden, dass die Textanalyse wissenschaftlich und aus Sicht der Autorinnen und deren sozialen und historischen Hintergrund verstanden wird. Die ausgewählte Literatur wurde sorgfältig gelesen und die Aussagen der jeweiligen Autorinnen in ihrer Bedeutung erfasst. Des Weiteren wurden die Texte analysiert und im Sinngehalt der Autorinnen zusammenfassend dargestellt.

4. Die berufliche Handlungskompetenz

In diesem Kapitel wird eine Einführung zum Thema der beruflichen Handlungskompetenz vorgenommen. Der Begriff Kompetenz hat während der letzten zwanzig Jahre zunehmend an Bedeutung gewonnen. Wird die vielfältige Literatur gesichtet, wird sehr schnell deutlich, dass es keine einheitliche Definition zum Thema Kompetenzen gibt. Genauso umfangreich konnte Literatur zum Inhalt der Pflegekompetenz recherchiert werden. Diese unterschiedlichen Definitionen und Konzepte vorzustellen, würde den Schwerpunkt dieser Arbeit verlegen. Aus diesem Grund wird im Rahmen dieser Bachelorarbeit zum Thema Kompetenzen eine induktive Vorgehensweise bevorzugt. Der Schwerpunkt dieser Arbeit liegt auf der beruflichen Handlungskompetenz. Die gesetzliche Grundlage für den Ausbildungsberuf der Gesundheits- und (Kinder)Krankenpflege von 2003 spricht von beruflicher Handlungskompetenz, sodass zunächst die ausgewählten Gesetze und Richtlinien aufgelistet werden, die im Rahmen dieser Arbeit analysiert wurden. Im folgenden Kapitel wird der Begriff der beruflichen Handlungskompetenz näher erläutert. Darauf aufbauend werden die Gesetze und Richtlinien einzeln mit dem Schwerpunkt der beruflichen Handlungskompetenz vorgestellt.

4.1. Literaturrecherche zu der beruflichen Handlungskompetenz

Zunächst wurden folgende Dokumente von der Autorin analysiert:

- Gesetz über die Berufe in der Krankenpflege und zur Änderung anderer Gesetze[3] (16.03.2003)
- Ausbildungs- und Prüfungsverordnung für die Berufe in der Krankenpflege[4] (10.11.2003) und Anlage 1 A

---

[3] Gesetz über die Berufe in der Krankenpflege und zur Änderung anderer Gesetze, wird im weiteren Verlauf mit Krankenpflegegesetz oder KrPflG abgekürzt
[4] Ausbildungs- und Prüfungsverordnung für die Berufe in der Krankenpflege, wird im weiteren Verlauf mit KrPflAPrV abgekürzt

- Ausbildungsrichtlinie für staatlich anerkannte Kranken- und Kinder-krankenpflegeschulen NRW 2003
- Handreichung für die Erarbeitung von Rahmenlehrplänen der Kultus-ministerkonferenz für den berufsbezogenen Unterricht in der Berufs-schule und ihre Abstimmung mit Ausbildungsverordnungen des Bun-des für anerkannte Ausbildungsberufe (15.09.2000) / (23.11.2011)

Die Gesetze, Richtlinien und Handreichungen werden in einem gemein-sam Kontext gesichtet. Die normativen Dokumente beziehen sich auf-einander und sind für die zu Grunde liegenden Gesetze und Richtlinien verbindlich. Die Handreichung der Kultusministerkonferenz[5] dient zur Orientierung und wird ergänzend hinzugezogen. Zur Verdeutlichung der Beziehung zueinander wurde die folgende Abbildung von der Autorin erstellt:

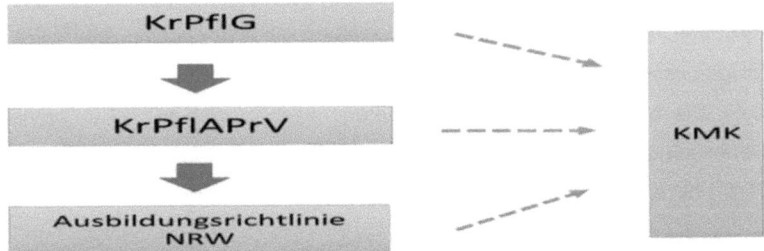

Abb. 1: Beziehungen der Gesetze und Richtlinien (2016)

4.2. Begriffsdefinition der Handlungskompetenz

Im Bereich der Gesundheits- und (Kinder)Krankenpflegeausbildung wird aufgrund der normativen Dokumente von der beruflichen Handlungs-kompetenz gesprochen.

> „Als oberstes Ziel beruflicher Bildung wird heute allgemein die
> berufliche Handlungskompetenz verstanden. Es wird also erwar-
> tet, dass am Ende einer Berufsausbildung die typischen berufli-
> chen Handlungsanforderungen bewältigt werden können"
> (Hundenborn 2003, S.16).

---

[5] Kultusministerkonferenz wird im weiteren Verlauf mit KMK abgekürzt

Diese Aussage stützt die Argumentation, dass die Handlungskompetenz im betrieblichen Kontext gesehen und gezeigt werden kann. Die berufliche Handlungskompetenz ist zu einem allumfassenden Begriff geworden und soll mehr aufzeigen als nur die Addition der Teilkompetenzen (vgl. Sahmel 2009, S.15). Die Handlungskompetenz wird in der KMK von 2011 folgend definiert: *"[...] Bereitschaft und Befähigung des Einzelnen, sich in beruflichen, gesellschaftlichen und privaten Situationen sachgerecht durchdacht sowie individuell und sozial verantwortlich zu verhalten"* (KMK 2011, S.15). Für die Ausbildung zur Gesundheits- und Krankenpflegerin sind die Dokumente der KMK nicht normativ. Die Handreichung der KMK wird als Orientierungshilfe genutzt und aus diesem Grund von der Autorin vor den normativen Dokumenten beschrieben. Die Handreichungen werden regelmäßig neu veröffentlicht, sodass zunächst auf die aktuelle Handreichung der KMK Bezug genommen wird. Für die Handlungskompetenz gilt: *„Sie beschreibt den Ablauf von Neuordnungsverfahren in der dualen Berufsausbildung und erläutert die rechtlichen Rahmenbedingungen [...]"* (KMK 2011, S.4). Die berufliche Handlungskompetenz entfaltet sich aktuell in sechs Dimensionen, die in der Ausbildung gefördert werden. Diese sechs (Teil-) Kompetenzen werden in der nachfolgenden Abbildung dargestellt:

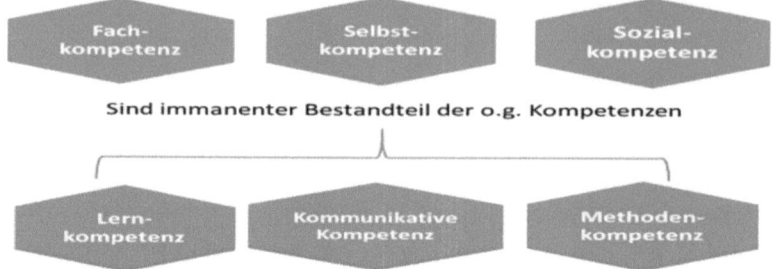

Abb. 2: Handlungskompetenz (In Anlehnung KMK 2011, S.15)

Somit steht die Entwicklung der beruflichen Handlungskompetenz im Mittelpunkt und sollte erfolgreich in der theoretischen und praktischen Ausbildung erworben werden (vgl. ebd., S.15). Da in dieser Arbeit das Krankenpflegegesetz von 2003 als Grundlage dient, wird die KMK Handreichung von 2000 als Quelle genutzt. Dort wird die Handlungskompetenz wie folgt beschrieben:

> *„Die aufgeführten Ziele sind auf die Entwicklung von **Handlungs-kompetenz** gerichtet. Diese wird hier verstanden als die Bereitschaft und Fähigkeit des einzelnen, sich in beruflichen, gesellschaftlichen und privaten Situationen sachgerecht durchdacht sowie individuell und sozial verantwortlich zu verhalten. Handlungskompetenz entfaltet sich in den Dimensionen von Fachkompetenz, Personalkompetenz und Sozialkompetenz. [...] Eine ausgewogene Fach-, Personal-, Sozialkompetenz ist die Voraussetzung für Methoden- und Lernkompetenz"* (KMK 2000, S.9).

Im Gegensatz zu den aktuellen KMK Handreichungen von 2011, die in der Abbildung 1 aufgeführt wurden, sind in der Version von 2000 vier Kompetenzen beschrieben worden:

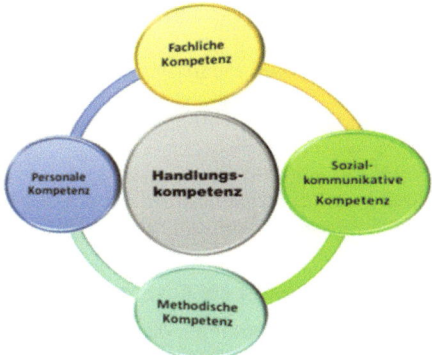

Abb. 3: Handlungskompetenz (In Anlehnung KMK 2000, S.9)

Die Handreichung bleibt bei der Definierung der Kompetenzen auf der Metaebene. Die KMK zeigt auf, welche Bereitschaft und welche Fähigkeiten im Allgemeinen erreicht werden kann. Es wird keine berufliche Konkretisierung aufgezeigt.

> *„Fachkompetenz bezeichnet die Bereitschaft und Fähigkeit, auf der Grundlage fachlichen Wissens und Könnens Aufgaben und Probleme zielorientiert, sachgerecht, methodengeleitet und selbständig zu lösen und das Ergebnis zu beurteilen"* (KMK 2000, S.9).

Die Definierung der Handlungskompetenz auf der Metaebene ermöglicht ihre Anwendung und Anpassung auf verschiedene Ausbildungsrichtungen.

4.3. Das Krankenpflegegesetz (KrPflG)

Nach Artikel 74 Absatz 1 Nummer 19 hat der Bund das Recht, die Heilberufe zuzulassen, worunter auch die Gesundheits- und Krankenpflege
zählt. Das Krankenpflegegesetz hat die Handlungskompetenz in den
Ausbildungszielen in § 3 festgelegt.

> *„Die Ausbildung für Personen nach § 1 Abs. 1 Nr. 1 und 2 sollen
> entsprechend dem allgemein anerkannten Stand pflegewissen-
> schaftlicher, medizinischer und weiterer bezugswissenschaft-
> licher Erkenntnisse fachliche, personale, soziale und metho-
> dische Kompetenzen zur verantwortlichen Mitwirkung insbeson-
> dere bei der Heilung, Erkennung und Verhütung von Krankheiten
> vermitteln" (KrPflG 2003, S.1443).*

Die Aufgabenbereiche, auf die sich die Kompetenzen beziehen, werden in
§3 Abs. 2 differenziert beschrieben. Die Auszubildende wird befähigt:

> 1. *„die folgenden Aufgaben eigenverantwortlich auszuführen
>   [...],*
> 2. *die folgenden Aufgaben im Rahmen der Mitwirkung auszu-
>   führen [...],*
> 3. *interdisziplinär mit anderen Berufsgruppen zusammenarbei-
>   ten und dabei multidisziplinäre und berufsübergreifende
>   Lösungen von Gesundheitsproblemen zu entwickeln" (ebd.,
>   S.1444).*

Im weiteren Verlauf des Gesetzes ist die Auszubildende dazu aufgefordert,
nach dem §11 im KrPflG sich zu bemühen, die in §3 genannten Kompetenzen zu erwerben (vgl. ebd., S.1446).

4.4. Ausbildungs- und Prüfungsverordnung (KrPflAPrV)

Die Ausführungen in § 2 Abs. 1 nehmen Bezug auf das Ausbildungsziel in
§3 KrPflG. *„(1) Während der praktischen Ausbildung nach § 1 Abs. 1 sind
die Kenntnisse und Fertigkeiten zu vermitteln, die zur Erreichung des Aus-
bildungsziels nach § 3 des Krankenpflegegesetzes erforderlich sind"*
(KrPflAPrV 2003, S.2263). Des Weiteren verweist der Paragraph 1 auf die
in der Anlage 1 A „Theoretischer und praktischer Unterricht" aufgezählten
Zielformulierungen. In der Anlage 1 A sind zwölf fächerintegrative Themen-
bereiche mit jeweils detaillierten Unterpunkten dargestellt, welche die

Inhalte, die die Auszubildende im theoretischen und praktischen Unterricht erlernen kann, aufzeigen (vgl. ebd., S.2268f).

Im §15 (Gesundheits- und Krankenpflege) und §18 (Gesundheits- und Kinderkrankenpflege) „praktischer Teil der Prüfung" hat die Auszubildende die Aufgabe nachzuweisen, dass sie während der Ausbildung die erworbenen Kompetenzen in der beruflichen Praxis anwenden und eigenverantwortlich handeln kann (vgl. ebd., S.2266). Explizit wird der Begriff der beruflichen Kompetenz in § 14 und § 17 (Mündlicher Teil der Prüfung) genannt. *„In der mündlichen Prüfung hat der Prüfling anwendungsbereite berufliche Kompetenzen nachzuweisen"* (ebd., S.2265). Der Kompetenzbegriff wird in den beiden Paragraphen (§ 13 und § 16) für die schriftliche Prüfung nicht explizit erwähnt.

4.5. Ausbildungsrichtlinie NRW

Bevor die Ausbildungsrichtlinie NRW durch die Autorinnen OELKE (1998) Überarbeitung HUNDENBORN UND KÜHN (2003) veröffentlicht wurde, ist ein erfolgreiches Modellprojekt mit 30 Kinder- und Krankenpflegeschulen anhand der neuen Ausbildungskonzeption durchgeführt worden (vgl. Oelke et al. 2003, Vorwort S.1). Die Auswertung des Projektes und die normativen Dokumente bilden die Grundlage für die Ausbildungsrichtlinie NRW. *„Sie ist eine verbindliche Orientierung für die Ausbildungsplanung und –durchführung der Kranken- und Kinderkrankenpflegeschulen aller neu beginnenden Ausbildungen in Nordrhein-Westfalen"* (ebd., Vorwort S.2).

Die vier Dimensionen der Handlungskompetenz werden in diesem Dokument ausführlich für den Beruf der Gesundheits- und Krankenpflegerin erläutert.

Die fachliche Kompetenz wird in der Ausbildungsrichtlinie NRW folgendermaßen beschrieben:

> *„Übergreifend zählen hierzu alle Einsichten, Fertigkeiten und Fähigkeiten, die erforderlich sind, Pflegekonzepte so anzuwenden, dass sie der jeweiligen Situation des Pflegebedürftigen – seiner Genesung und Selbstständigkeit, Aktivierung oder*

> *Schonung, seiner Gebrechlichkeit oder seinem bevorstehenden Tod – entsprechen. [...] Weiterhin sollen sie lernen, traditionell asymmetrische Strukturen der helfenden Beziehung kritisch zu hinterfragen, Pflegebedürftige in ihren sozialen Lebensbezügen zu sehen und insbesondere die im Einzelfall vorhandenen (Selbstpflege-)Ressourcen der Pflegebedürftigen und ihrer jeweiligen Lebens-umwelt zu suchen und zu stärken" (ebd., S.14).*

Die sozial-kommunikative Kompetenz zielt auf folgende Ziele ab: *„ [...] die Schüler und Schülerinnen in der Fähigkeit zu stärken, Beziehungen zu anderen Menschen aufzubauen, zu halten und zu beenden (interaktive Kompetenz)"* (ebd., S.14). Die Auszubildende wird während der Ausbildung in der Zusammenarbeit mit anderen Berufsgruppen gestärkt. Sie lernt die Konfliktfähigkeit und Kritikfähigkeit auszuüben und weiter zu fördern. Dadurch kann die Auszubildende sich in Konflikt- oder Kritiksituationen selbstständig äußern und sich argumentativ verteidigen. Sie wird befähigt, die Gespräche in allen Situationen zu führen, leiten und zu beenden (vgl. ebd., S.14).

Die methodische Kompetenz umfasst folgende Unterpunkte:

> *„[...] Das heißt, die Schülerinnen und Schüler müssen wiederum im Blick auf ihr Klientel und die Zusammenarbeit mit anderen Berufstätigen lernen, Informationen einzuholen und zu verarbeiten, Entscheidungen zu treffen, Prioritäten zu setzen sowie Probleme gezielt und systematisch zu bearbeiten"* (ebd., S.14).

Die Auszubildende wird in den drei Jahren lernen die Pflege zu planen, selbstständig durchzuführen und sie anschließend zu evaluieren (vgl. ebd., S.14).

Die letzte Kompetenz ist die personale Kompetenz, hier sind laut der NRW-Richtlinie folgende Ziele zu erreichen:

> *„[...] Sich selbst drauf einzulassen und gleichzeitig vor den Belastungen schützen zu können, ohne den anderen zu einem „Routineobjekt" werden zu lassen – also eine Balance zwischen Nähe und Distanz zu finden - ist ein zentraler Bestandteil personaler Kompetenz"* (ebd., S.15).

Darüber hinaus wird die Auszubildende die Fähigkeit erlernen, sich in der beruflichen und gesellschaftlichen Gegenwart zu positionieren. Dazu entwickelt sie Vertrauen in sich selbst, um sich im weiteren Schritt reflektieren zu können (vgl. ebd., S.15).

Ein weiterer essentieller Begriff wird im Rahmen der Ausbildungsrichtlinie NRW in der Einleitung in Verbindung mit dem Kompetenzbegriff angegeben. Der Begriff der Schlüsselqualifikationen wird in der Ausbildungsrichtlinie NRW als Basis und Bezugspunkt erwähnt.

> *„Die bereits betonte Wichtigkeit einer berufsübergreifenden Qualifizierung legt eine Zielorientierung am Konzept der Schlüsselqualifikationen nahe. Die an diesem Konzept ausgerichtete, gleichzeitig aber auch auf das pflegeberufliche Handeln bezogene – und damit konkrete Ausbildungserfahrungen und – probleme der Schülerinnen und Schüler berücksichtigende – sowie mit einem emanzipatorischen Anspruch verbundene übergreifende Zielsetzung der Ausbildungsrichtlinie lässt sich wie folgt charakterisieren: [...]" (ebd., S.9).*

Weitere detaillierte Ausführungen zu den Zielsetzungen sind in der Ausbildungsrichtlinie NRW nicht beschrieben worden. Die Schlüsselqualifikationen zeigen konkrete Lernziele auf, die die Auszubildende im Rahmen ihrer vom Gesetz vorgegeben Kompetenzen erreichen kann. Schlüsselqualifikationen haben keinen Bezug zu konkreten Situationen, sondern beschreiben die Kompetenzen, die zur Bewältigung verschiedener Situationen benötigt werden (vgl. Hundenborn 1998, S.3). Die abstrakten Lernziele werden mit einer hohen Komplexität verstanden und jeweils der fachsozial-kommunikativen-, methodischen- und personalen Kompetenz für spezielle berufliche Situationen zugeordnet. Die Schlüsselqualifikationen sind im Anhang (Seite V) anhand der Matrix der Autoren HUNDENBORN & KREIENBAUM detailliert für das Berufsbild der Gesundheits- und Krankenpflege beschrieben worden. Diese Matrix wird von den Krankenpflegeschulen in NRW genutzt, um das Curriculum mit abstrakten Lernzielen ausarbeiten zu können. Um in der praktischen Ausbildung zwischen Schülerstation und Praxisanleitung eine kritische Auseinandersetzung durchzuführen, werden im weiteren Verlauf der Arbeit ausgewählte Schlüsselqualifikationen zum Vergleich genutzt.

5. Praxisanleitung

5.1. Allgemeine Definition

Das Thema der Praxisanleitung, die Person als Praxisanleiterin oder Mentorin ist ein Themenbereich, der seit den 1980er Jahren diskutiert und über den in Artikeln oder Fachbüchern vielfältig veröffentlicht wurde. Insgesamt konnten über 400 Treffer zum Thema Praxisanleitung in der Pflege recherchiert werden. Es gibt empirisch belegte Studien, Veröffentlichungen und diverse Fachartikel. Aus diesem Grund wurde die gesichtete Literatur dem Evidenzklasse II[6] zugeteilt. Der Terminus `Praxisanleitung´ ist erstmalig im Krankenpflegegesetz von 2003 einheitlich eingeführt worden. Aus diesem Grund wird in diesem Kapitel Literatur aus den Jahren 2003 – 2016 als Grundlage verwendet. Im Gesetz werden die Qualifizierung, der Umfang der Zusatzqualifikation und die Aufgaben der Praxisanleiterin im Rahmen der praktischen Prüfung beschrieben. Die Krankenhäuser haben nach § 4 Abs. 5 im KrPflG die praktische Ausbildung durch Praxisanleitung sicherzustellen. Konkrete Hinweise zu den Anforderungen einer Praxisanleiterin werden im §2 Abs. 2 der KrPflAPrV wie folgt beschrieben:

- *„Personen mit einer Erlaubnis nach §1 Abs. 1 Nr.1 oder 2 des Krankenpflegegesetzes*
- *die über eine Berufserfahrung von mindestens zwei Jahren sowie eine berufspädagogische Zusatzqualifikation von mindestens 200 Stunden verfügen (160 Std theoretische Weiterbildung plus 40 Std praktische Weiterbildung)*
- *ein angemessenes Verhältnis zwischen der Zahl der Schülerinnen und Schüler zu der Zahl der Praxisanleiterinnen und –anleiter in dem jeweiligen Einsatzgebiet [...] sicherzustellen"* (KrPflAPrV 2003, S.2263).

Da die Autorin im Bundesland NRW tätig ist, wird der Erlass des Landes Nordrhein – Westfalen zur Praxisanleitung mit analysiert:

„Praxisanleiter/innen sind direkte Kontaktpersonen für die Schülerinnen und Schüler während der praktischen Ausbildung und als Ansprechpartner der Schule, [...] leisten Praxisanleiter/innen

---

[6] *„Evidenzbasierte Medizin (evidence-based Medicine - EbM) ist ein Ansatz, der Entscheidungen über die Versorgung individueller Patienten auf wissenschaftliche Erkenntnisse gründet."* (Amelung 2016 o.S.)
Die Evidenzklassen sind in der Abbildung 6 Evidenzklassen (Anhang S.VI) dargestellt.

nicht nur einen wichtigen Beitrag zur Verbesserung der Qualität der praktischen Ausbildung, sondern tragen auch wesentlich dazu bei, die Verknüpfung des im Unterricht Gelernten mit den erforderlichen beruflichen Anforderungen herzustellen" (Oetzel-Klöcker 2004, S.1).

Die Praxisanleitung kann die Qualität in der Pflege anhand von Qualitäts-merkmalen, die von Avedis DONABEDIAN im Gesundheitswesen etabliert wurden, steigern. *„Eine systematische und zielgerichtete Praxisanleitung ist in der Lage, positiv auf die Qualitätsentwicklung in allen drei Dimensionen einzuwirken"* (Bohrer 2009, S. 107).

Qualitäts-dimension	Beschreibung	Qualitätsentwicklung durch Praxisanleitung
Struktur-qualität	Personelle und sachliche Ressour-cen, sowie vorhan-dene Rahmen-bedingungen	➢ Gut angeleitete, qualifizierte Auszubildende im Kontakt mit den zu pflegenden Menschen ➢ Höhere Eigenverantwortlichkeit der Auszubil-den ➢ Qualifizierte Nachwuchskräfte im Unternehmen ➢ Fachlich qualifizierte Praxisanleiterinnen (gleichfalls Ansporn für Teamkollegen)
Prozess-qualität	Eigenschaften und Aktivitäten, die dazu beitragen, ein bestimmtes Ziel zu erreichen, wobei der kontinuierliche Abgleich zwischen Ist und Soll im Mittelpunkt steht	➢ Bewusste Wahrnehmung von Arbeitsabläufen / Kernprozessen der verschiedenen Einsatzorte im Unternehmen (z.B. bei der Entwicklung des Lernangebotes) ➢ Verständigung über Arbeitsprozess im Pflegeteam ➢ Kontinuierliche Verbesserung von Prozessen ➢ durch ihre Reflexion während der Anleitungs-arbeit ➢ Austausch von aktuellem Wissen zwischen den Lernorten Schule und Praxis
Ergebnis-qualität	Beurteilung der Zielerreichung an-hand von statisti-schen und subjek-tiven Faktoren (z.B. Zufriedenheit der Klienten, Mitarbei-ter)	➢ Gefühl von Sicherheit bei Klienten und Auszu-bildenden ➢ höhere Zufriedenheit der Klienten ➢ höhere Zufriedenheit des Pflegeteams und der Auszubildenden

Tab. 2: Qualitätsentwicklung durch Praxisanleitung (Bohrer 2009, S.108)

Die Praxisanleiterin ist ebenfalls seit 2003 dazu autorisiert, bei den praktischen Prüfungen als Fachprüferin mitzuwirken (vgl. KrPflAPrV 2003, S.2266). Die Praxisanleiterin und eine Lehrerin der Schule sind bei der praktischen Examensprüfung anwesend und sind gleichberechtigt in den Beurteilungs- und Bewertungsprozessen inklusive Notenfindung (vgl. ebd., S.2264). Ziele der Praxisanleitung sind in der folgenden Tabelle dargestellt:

➢ Integration der theoretischen Ausbildungsinhalten in die Pflegepraxis (Theorie-Praxis-Verknüpfung)
➢ Planung und Durchführung von Gesprächen (Erst-, Zwischen- Abschlussgespräche) zur Förderung der Eigenreflexion des Auszubildenden
➢ Unterstützung in der Bearbeitung von Praxisaufgaben / Lernaufgaben
➢ feste Ansprechpartner für die Auszubildende / Lehrerin
➢ Qualitätssicherung der praktischen Ausbildung
➢ Lernprozesse in die Pflegepraxis initiieren, planen, durchführen und evaluieren
➢ Lernerfolgskontrollen
➢ Förderung der Beziehungsfähigkeit (sozialen Kompetenz)

Tab. 3: Ziele der Praxisanleitung (vgl. Unger 2015, S.58).

Anhand der Ziele der Praxisanleitung wird deutlich, dass die berufliche Handlungskompetenz als übergeordnetes Ausbildungsziel erreicht und gefördert werden kann.

5.2. Rahmenbedingungen der Praxisanleitung

In §2 Absatz 2 KrPflAPrV werden zu der praktischen Ausbildung folgende Aussagen beschrieben:

> „Aufgabe der Praxisanleitung ist es, die Schülerinnen und Schüler schrittweise an die eigenständige Wahrnehmung der beruflichen Aufgaben heranzuführen und die Verbindung mit der Schule zu gewährleisten" (KrPflAPrV 2003, S.2263).

Insgesamt beträgt der Umfang der Praxisanleitung 10% der praktischen Ausbildung (10% von 2.500 Stunden = 250 Stunden) in den drei Ausbildungsjahren (vgl. DVO-KrPflG NRW 2003, S.2124). Ein einheitliches Curriculum zum Thema Praxisanleitung gibt es weder auf der Bundesebene noch auf der Länderebene. Lediglich durch die Ausbildungsrichtlinie NRW und den Erlass „Aufgaben der Praxisanleitung und landeseinheitliche Kriterien für eine Praxisanleiter/innen" (Oetzel-Klöcker 2004, S.1) ist ein Rahmen zur Orientierung der praktischen Ausbildung gesteckt worden. In der Fachliteratur werden folgende Themenschwerpunkte als wichtig angesehen, um eine qualifizierte Praxisanleitung durchführen zu können. Folgende Kategorien konnten aus der analysierten Literatur von der Autorin eruiert werden:

- betriebliche Bedingungen
- Zeitfaktor
- Organisation
- Patientenauswahl
- Interaktion und Kommunikation (Praxisanleiterin und Auszubildende)
- Erwartungen der Auszubildenden

Die betrieblichen Bedingungen und das Ausbildungskonzept der Krankenhäuser für die praktische Ausbildung sind durch die gesetzlichen Vorgaben festgelegt und werden im Vorhinein mit allen Personengruppen, die an der Ausbildung beteiligt sind, abgestimmt. Dieses Konzept wird in einem weiteren Schritt von der Praxisanleiterin auf die jeweilige Station mit ihrem Schwerpunkt angepasst und implementiert. Des Weiteren wird vor der Praxisanleitung und der damit verbundenen Betreuung erörtert, in welchem Ausbildungsstand sich die Auszubildende befindet. Nur anhand des Vorwissens können Anleitungssituationen geplant werden, ohne der Auszubildenden eine Aufgabe zu delegieren, die sie über- / unterfordert. Um die praktische Ausbildung gesichert umsetzen zu können, werden die Anleitungssituationen mit speziellen pflegerischen Themenschwerpunkten der Station durchgeführt. Des Weiteren wird darauf geachtet, dass keine Mehrarbeit entsteht und das Team entlastet wird (vgl. Mamerow 2013, S.60). Zwei Vorgehensweisen der Praxisanleitung haben sich in den Krankenhäusern etabliert. Die erste Variante ist die, dass eine qualifizierte Praxisanleiterin mit auf der Station arbeitet und für Anleitungssituationen mit der Auszubildenden frei gestellt oder vom Pflegeteam unterstützt und entlastet wird. Ein Nachteil dieser Variante ist, dass es keine dauerhafte Freistellung der Mitarbeiterin gibt und sobald es zu Personalmangel oder Engpässen kommt, die Anleitungen abgesagt werden. Die zweite Variante ist, dass eine zentrale Praxisanleiterin angestellt wird und diese die Auszubildende stationsübergreifend betreut. Die Praxisanleiterin gestaltet auf den verschiedenen Stationen die gesamte Planung der Anleitungssituation hinsichtlich Vorbereitung, Durchführung und Evaluation. In diesem Fall werden die Stationen mit einer Mentorin aus dem Pflegeteam unterstützt, um die praktische Ausbildung auch während der Zeit, in der die Praxisanleiterin nicht auf der Station ist, zu sichern. Ein Vorteil dieser Variante ist, dass Ausbildungsorte, die keine Praxisanleiterin auf Station im Pflegeteam haben, mit abgedeckt werden. Die zentrale Praxisanleiterin kann die Anleitungsarbeit über die gesamten drei Jahre umfassend planen, koordinieren und kontrollieren. In regelmäßigen Abständen finden gezielte Anleitungen statt, die unabhängig vom Stationsalltag und Engpässen des Pflegepersonals[7] durchgeführt werden können (vgl. Bohrer 2009, S.88). Aufgrund der besseren Vergleichbarkeit und entsprechenden gleichen Bedingungen zum Themenschwerpunkt Schülerstation, wird die Variante der integrierten Praxisanleiterin auf der Station von der Autorin für die kritische Auseinandersetzung gewählt.

Eine weitere Kategorie für die Praxisanleitung ist der Themenschwerpunkt „Zeit". Das Pflegeteam wünscht sich die Anleitungssituationen in Zeiten, in denen keine Arbeitsspitzen vorhanden sind, sodass die praktische Anleitung zu festgelegten Arbeitsabläufen stattfindet. Des Weiteren wird dem Pflegeteam, der Stationsleiterin, der Praxisanleiterin und den Auszubildenden vor der Praxisanleitung ein Zeitplan vorgelegt, wann und wie lange die praktische Anleitung durchgeführt wird. Somit kann sich das gesamte Team auf diese Zeitangabe berufen und die anfallenden Aufgaben während dieser Zeit auf andere Mitarbeiterinnen verteilen. Anleitungssituationen werden nicht nur geplant, sondern werden auch während des beruflichen Alltags als

---

[7] Mit Pflegepersonal sind in dieser Bachelorarbeit die 3-jährig examinierten Gesundheits- und Krankenpflegerinnen gemeint.

spontane Lernmöglichkeiten durchgeführt. Das sind zufällige und unge-
plante Lernsituationen im Arbeitsprozess (vgl. Bohrer 2009, S.113). Diesen
Zeitrahmen nutzen die Pflegeteams und Praxisanleiterinnen, um spontan
entstandene Anleitungssituationen durchführen zu können. Die Kolleginnen
informieren sich rechtzeitig untereinander, sodass eine Anleitungssituation
mit der speziellen pflegerischen Tätigkeit zeitnah durchgeführt werden
kann. Diese ungeplanten Anleitungen erfordern ein hohes Maß an Kompetenz der Praxisanleiterin, da sie permanent ein korrektes Vormachen,
Erklären und Begründen der Pflegemaßnahme aufzeigt und ihre Entscheidungen und Tätigkeiten umfassend erläutert (vgl. Caritas-Gemeinschaft für
Pflege- und Sozialberufe e.V. 2003, S.58). Die Auszubildende wird vom
ersten Arbeitstag an gezielt begleitet und in der ersten Woche einer festen
Ansprechpartnerin zugeteilt. Die Auszubildende kann durch die festen
Vorgaben den Stationsablauf mit seinen Besonderheiten schneller kennen
lernen. Im späteren Verlauf des Einsatzes kann die Auszubildende
bestimmte Aufgabengebiete eigenverantwortlich übernehmen. Dadurch
spart das Team Zeit ein, da die Auszubildende Tätigkeiten aus dem
Stationsalltag übernehmen und das Team damit entlasten kann. Gleichzeitig erfährt die Auszubildende einen Lernerfolg und ist motiviert, weiterhin
neu erlernte Tätigkeiten selbstständig umzusetzen. Wenn eine umfangreiche Einarbeitung am Anfang des Einsatzes durchgeführt wird, profitieren
davon beide Parteien [Praxisanleiterin und Stationsteam und Auszubil-
dende] (vgl. Mensdorf 2005, S.54; Einfügung Heilig 2016). Für die Kategorie
„Organisation" werden folgende Bedingungen für die Praxisanleitung
beachtet. Die Stationsleiterin überprüft im Vorhinein, wie viele Auszubildende mit unterschiedlichen Ausbildungsständen die Station adäquat anleiten kann. Das Verhältnis zwischen Auszubildenden und anleitenden
Pflegepersonen wird ausgeglichen geplant. *„Der Gesetzgeber macht zu
Verhältniszahlen „Praxisanleiter zu Schüler" leider keine quantitativen
Angaben"* (Quernheim et al. 2013, S.294). Die jeweilige Zuordnung der
Praxisanleiterin oder Mentorin auf der Station wird von der Stationsleiterin

übernommen. Die Auszubildende hat für jeden Tag eine feste Ansprech-partnerin und entwickelt dadurch Sicherheit. Die Praxisanleiterin arbeitet so oft wie möglich mit der Auszubildenden gemeinsam auf der Station. Dadurch können gezielte Informationen über den Stationsalltag, Struktur und Aufgabenbereiche kommuniziert werden. Aufgrund einer festen Bezugsperson können Ziele individuell erarbeitet und durchgeführt werden. Durch das Konzept der personenbezogenen Begleitung hat die Lehrerin der Schule eine feste Ansprechpartnerin auf der Station. Wenn aufgrund von Urlaub oder gegensätzlichen Diensten die Praxisanleiterin nicht zur Verfügung steht, wird mit Mentorinnen/Tutorinnen aus dem Pflegeteam gearbeitet. Diese Mitarbeiterinnen übernehmen neben der Pflegetätigkeit ebenfalls Ausbildungsaufgaben und begleiten die Auszubildende auf der Station (vgl. Mamerow 2013, S.20). Ein gemeinsames Arbeiten ist die Grundvoraussetzung für gezielte, prozessorientierte Anleitungsarbeit während des gesamten Zeitraums (vgl. Bohrer 2009, S.112). Die Praxis-anleiterin stellt sich je nach theoretischem Vorwissen der Auszubildenden auf die Lernsituationen ein. Im Unterkurs werden praktische Anleitungen häufig als kleine Sequenzen in Form von Beobachtungen durchgeführt. Im dritten Ausbildungsjahr werden vermehrt Aufgaben gestellt, die die Koordi-nation und Organisation von Stationsabläufen beinhalten. Im letzten Abschnitt der Ausbildung wird die Selbstständigkeit gefördert. Die Auszubil-dende erhält ausreichend Zeit, um die Anleitungssituation eigenständig zu planen, durchzuführen und evaluieren zu können. Dafür werden Zeiträume freigestellt, sodass die Auszubildende sich umfangreich auf das Examen vorbereiten kann. Im Rahmen dieser Aufgaben sollen alle vier (Teil-)-Kompetenzen gefördert werden. Während der Einsätze hat die Praxis-anleiterin die Hauptverantwortung für die Auszubildende.

„Praxisanleiter [...] überprüfen das Ausbildungsangebot in der Pflegepraxis und stellen sicher, dass Schüler keine Maßnahmen durchführen, zu denen sie noch nicht befähigt sind. Praxisanlei-ter übernehmen die Verantwortung in Bezug auf die Sicherheit des zu pflegenden Menschen sowie die Rechtssicherheit. Sie sind Bindeglied und Nahtstelle zwischen Theorie und Praxis" (Mamerow 2013, S.10).

Für eine Freistellung der Praxisanleiterin in Anleitungssituationen werden genug Pflegekräfte im Dienst von der Stationsleiterin geplant, sodass es zu keinen zeitlichen Engpässen oder Frustrationen im Team kommt. Der Inhalt der Anleitung wird einen Tag vorher festgelegt, um der Auszubildenden den Themenschwerpunkt frühzeitig mitteilen zu können. Darauf aufbauend können sich die Praxisanleiterin und die Auszubildende in Ruhe auf die Anleitungssituation vorbereiten.

Die Kategorie „Patientenauswahl" ist ebenfalls von großer Bedeutung. Für die praktische Anleitung werden ausreichend Patientinnen gewählt, sodass die Auszubildende in keine Unter- oder Überforderungssituation gerät. Die ausgewählten Patientinnen werden rechtzeitig über die Anleitungssituation informiert und um ihre Zustimmung gebeten. Die Praxisanleiterin wählt im Vorhinein Patientinnen aus, deren gesundheitlicher Zustand eine Anleitung erlaubt. Ferner wird auf die psychische und intellektuelle Verfassung der Patientin Rücksicht genommen. Je nach den Räumlichkeiten der Stationen wird darauf geachtet, dass die Patientin in ihrer Intimsphäre nicht beeinträchtigt wird. Für bestimmte pflegerische Tätigkeiten bietet es sich an, ein Einzelzimmer zu nutzen oder wenn möglich, für einen kurzen Zeitraum die Mitpatientin hinaus bitten. Die zeitlichen Abläufe der Patientin werden nicht gestört oder verändert aufgrund einer praktischen Anleitungssituation. Essenzeiten oder Termine für diagnostische Maßnahmen werden berücksichtigt und konkurrieren nicht mit der Anleitungssituation. Im Rahmen der Praxisanleitung entsteht eine Interaktion zwischen der Praxisanleiterin und der Auszubildenden. Eine Anleitungssituation ohne Beziehungsebene kann nicht funktionieren. Schon in den ersten Minuten der Begegnung zwischen Praxisanleiterin und Auszubildende entsteht eine Interaktion. Die Kommunikation wird mit gegenseitigem Einfühlungsvermögen, Wertschätzung, Motivation und Konfliktlösungen bei Streitigkeiten oder Diskussionen bedacht. Anhand einer ausreichenden Kommunikation können individuelle Lernprozesse weiterentwickelt und die Lernwege gemeinsam gestaltet werden. Die Praxisanleiterin kann verschiedenste Methoden der praktischen Anleitung individuell für die Auszubildende auswählen. Aufgrund einer gelungenen Kommunikation werden Stärken und Schwächen besprochen und in der Methodenfindung mit einbezogen.

Als letzte Kategorie werden die "Erwartungen der Auszubildenden" gegenüber der Praxisanleiterin vorgestellt:

- *„Zeit, Verständnis und Geduld beim Praxisanleiter,*
- *Dieselben Dienstzeiten für Praxisanleiter und Schüler;*
- *Einheitlicher Pflege- und Betreuungsstil*
- *Klare Vorgaben und systematische Anleitungen;*
- *Integration in die bestehende Gruppe*
- *keine Über- und Unterforderung;*
- *Eindeutige Informationen, nicht so viele Fremdwörter am Anfang*
- *Beteiligung an möglichst vielen Pflegetätigkeiten*
- *Unterstützung in besonders belastenden Situationen*
- *Beratung in sozialen Fragen;*
- *Konstruktive Rückmeldung, Anerkennung, Ermunterung und eine objektive Beurteilung"* (Mamerow 2013, S.14).

Zusammenfassend lässt sich in der folgenden Tabelle eine Übersicht über die grundlegenden Ressourcen, die in der praktischen Anleitung von großer Relevanz sind darstellen:

personelle Ressourcen	➢ eine Praxisanleiterin aus dem Stationsteam begleitet die Auszubildenden in der 1:1-Betreuung ➢ Verhältnis zwischen Auszubildenden / Praxisanleiterin wird ausgeglichen geplant (Aufgabe der Stationsleiterin) ➢ Mentorin / Tutorin wird als Vertretung aus dem Team eingesetzt, wenn die Praxisanleiterin verhindert ist
räumliche Ressourcen	➢ Anleitungen finden direkt auf der Station statt (Lernprozesse werden vor Ort geplant, durchgeführt und evaluiert) ➢ Anleitungen werden mit speziellen pflegerischen Themenschwerpunkten der Station durchgeführt
zeitliche Ressourcen	➢ Anleitungssituationen werden in Zeiten, in denen keine Arbeitsspitzen vorhanden sind durchgeführt ➢ geplante Anleitungen (Freistellung der Praxisanleiterin) ➢ frequentierte, spontane Anleitungen ➢ Praxisanleitung ist mit 10% gesetzlich vorgegeben

Tab. 4: grundlegende Ressourcen der praktischen Ausbildung (2016)

5.3. Lernerfolg der Auszubildenden anhand der beruflichen Handlungskompetenz

Um den Lernerfolg der beruflichen Handlungskompetenz aufzeigen zu können, werden ausgewählte Schlüsselqualifikationen aus der Matrix der Autoren HUNDENBORN und KREIENBAUM genutzt. Die Schlüsselqualifikationen sind der kleinste gemeinsame Nenner, der Auskunft darüber geben kann, ob die vier (Teil-) Kompetenzen und letzten Endes die damit verbundene berufliche Handlungskompetenz erreicht werden kann. Nicht jede Schlüsselqualifikation, die in der Matrix von HUNDENBORN und KREIENBAUM beschrieben wurde, ist in dieser Arbeit genutzt worden.

Die Autorin hat die Schlüsselqualifikationen exemplarisch ausgewählt, die in der Literatur als essentiell beschrieben wurden. Ein zweiter Auswahlschwerpunkt der Autorin ist es, die Schlüsselqualifikationen auszuwählen, zu deren Themenschwerpunkten ausreichend Literatur eruiert werden konnte.

Für den Lernerfolg der fachlichen Kompetenz wurden exemplarisch folgende Schlüsselqualifikationen ausgewählt:

> - *„Einsichten, Fertigkeiten und Fähigkeiten zur Anwendung von Pflegekonzepten, die der Situation des Pflegebedürftigen entsprechen*
> - *(Selbst-) Pflegeressourcen der Pflegebedürftigen suchen und stärken" (Hundenborn et al. 1999, o.S.).*

Die Auszubildende wird befähigt, eine individuelle, prozessorientierte Pflege durchzuführen. Aus diesem Grund wird in der Praxisanleitung vielfach mit dem Pflegekonzept der Bereichspflege oder Bezugspflege gearbeitet.

> *„Die Schülerin ist einem der Bereiche zugeteilt und übernimmt gemeinsam mit der examinierten Pflegeperson die Versorgung der Patienten. Je nach Ausbildungsstand, [...], wird sie zunehmend mehr Eigenständigkeit erwerben" (Mensdorf 2005, S.87).*

Durch die Bereichspflege bleibt die Auszubildende mehrere Tage im jeweiligen Bereich zugeteilt und versorgt die gleichen Patientinnen. Die Auszubildende kann die Patientin im Heilungsprozess umfangreich begleiten und

lenkt gleichzeitig ihren Blick auf die Gesamtsituation und die Gesamtver-
sorgung. Die Patientin wird mit all ihren Ressourcen, Problemen und
Bedürfnissen wahrgenommen (vgl. ebd., S.88). In der Bereichspflege kann
die Auszubildende ihre Pflege nach den individuellen Bedürfnissen und
Ressourcen der Patientin ausüben (vgl. Mamerow 2013, S.217). Ein
weiterer Vorteil des Konzeptes ist es, dass die Auszubildende und die
Praxisanleiterin gemeinsam die pflegerischen Tätigkeiten an der Patientin
durchführen. In der jeweiligen Situation können fachliche Fragen zu den
Pflegetätigkeiten gestellt und direkt beantwortet werden (vgl. Panke-
Kochinke 2008, S. 483). Darauf aufbauend kann die Auszubildende die
(Selbst-) Pflegeressourcen der Pflegebedürftigen erkennen und ableiten. In
einem nächsten Schritt lernt sie die Ressourcen der Patientin zu stärken
und sie in ihrer Selbstfürsorge zu unterstützen.

Die sozial-kommunikative Kompetenz kann anhand der folgenden drei
Schlüsselqualifikationen erläutert werden:

> - *„Fähigkeit zum Aufbau, Erhalt und Beendigung von Beziehun-*
>   *gen*
> - *Konfliktfähigkeit*
> - *Fähigkeit zur Initiierung, Leitung und Beendigung von Gesprä-*
>   *chen" (Hundenborn 1999, o.S.).*

Die soziale Kompetenz wird gefördert, wenn Pflegehandlungen gemeinsam
von der Praxisanleiterin und der Auszubildenden durchgeführt werden. Die
Auszubildende ist damit aufgefordert, sich mit der Praxisanleiterin abzusprechen und ihre Handlungsschritte auf die der Praxisanleiterin abzustim-
men (vgl. Bohrer 2009, S.53). Durch einen gezielten Aufbau einer Beziehung können Absprachen gemeinsam erörtert und eingehalten werden. Der
erste Eindruck bestimmt in einem hohen Maß die weitere Grundlage für die
Beziehung. Mit Hilfe von verbaler und nonverbaler Kommunikation wird eine
schnelle Einschätzung von beiden Parteien durchgeführt. Insofern wird der
ersten Begegnung zwischen Praxisanleiterin und Auszubildenden viel
Aufmerksamkeit gewidmet. Eine von Anfang an gute Beziehung, lässt die
weiteren Anleitungssituationen gelingen (vgl. Rogall-Adam 2002, S.35). In

ausgewählten Anleitungssituationen kann die Praxisanleiterin bewusst pflegerische Handlungen auswählen, die einen hohen Beratungs- oder Gesprächsbedarf initiieren. Die Auszubildende lernt sich mit dem Leiten von Gesprächen vertraut zu machen. Die Kommunikation kann im Rahmen von Lernen in einer Gruppe gefördert werden. Dazu teilt die Praxisanleiterin mehrere Auszubildende mit unterschiedlichen Ausbildungsständen gemeinsam in einen Stationsbereich ein. In dieser Situation lernen die Auszubildenden, sich untereinander abzusprechen und eine respektvolle Kommunikation aufzubauen.

> *„Sie lernen in Beziehungen zu Angehörigen, Ärzten, Vorgesetzten und anderen Diensten und natürlich auch zu den Gruppenmitarbeiterinnen und sammeln Erfahrungen mit Kritikverarbeitung und Konfliktbewältigung" (De Cambio-Störzel et al. 1998, S.31).*

Sich in einzelnen Gruppen einzufinden und einzuordnen, kann Konflikte hervorrufen. Diese werden gemeinsam gelöst und mit der Praxisanleiterin reflektiert. Die Praxisanleiterin achtet aufgrund ihrer pädagogischen Qualifikation darauf, dass es nicht zu Scheinlösungen in Konfliktsituationen kommt.

> *„Konflikte stören das Idealbild der Harmonie zwischen Anleiter und Schüler und werden deshalb häufig erst einmal unterdrückt oder verdeckt. Scheinlösungen, die viel Kraft kosten, werden vorgeschoben" (Gnamm et al. 2003, S.74).*

Die Auszubildende lernt verschiedene Konfliktlösungen kennen und erreicht eine positive Bewältigung des Konfliktes. Zusätzlich hilft ihr die Praxisanleiterin, verschiedene Lösungsstrategien gemeinsam zu erarbeiten und anzuwenden.

Die methodische Kompetenz wird durch folgende Schlüsselqualifikationen dargestellt:

> *- „Fähigkeit zur Planung, Durchführung und Evaluation prozessbezogener Pflege*
> *- Fähigkeit zum Treffen von Entscheidungen, zum Setzen von Prioritäten, zur gezielten und systematischen Bearbeitung von Problemen" (Hundenborn 1999, o.S.).*

Im dritten Ausbildungsjahr zieht sich die Praxisanleiterin bewusst immer mehr in den Hintergrund zurück.

„Der Pflegeprozess als eine Methode zur Steuerung strukturier-
ter, umfassender geplanter Pflege bestimmt die Ausbildung in
der Praxis maßgeblich und ist Bestandteil jeder Praxisprüfung"
(Mamerow 2013, S.188).

Anhand dieser Aussage wird im dritten Ausbildungsjahr vermehrt darauf geachtet, dass eine prozessbezogene Pflege durchgeführt wird. Die Praxisanleiterin kann Projekte wie die Planung des Pflegeprozesses nach Standard der Einrichtung durchführen lassen (vgl. Mamerow 2013, S.88) oder anhand von ausgewählten Lernaufgaben die prozesshafte Pflege gemeinsam einüben. Vermehrt werden Anleitungssituationen einen Tag vorher ausgewählt, um der Auszubildenden genug Zeitressourcen zu geben, sodass sie eine ausführliche Pflegeplanung ausarbeiten kann. Die pflegerische Maßnahme und die Patienteninformationssammlung wird am Anleitungstag vorgestellt, die Pflege durchgeführt und anschließend evaluiert. Die Auszubildende lernt in einem geschützten Rahmen selbst zu entscheiden, wann sie in einer komplexen Pflegesituation Hilfe benötigt und kann diese einfordern. Sie lernt die Verantwortung zu übernehmen und eigenständig Prioritäten zu setzen (vgl. De Cambio-Störzel 1998, S.32). Anhand eines PDCA-Zyklus[8] oder der 4-Stufen Methode[9] kann die Auszubildende ihre methodische Vorgehensweise erweitern. Die Praxisanleiterin ist auf ihrer jeweiligen Station / Fachabteilung Expertin und kann der Auszubildenden Lernangebote für die speziellen Krankheitsbilder und die damit verbundenen pflegerischen Aufgaben anbieten und erläutern. Die Auszubildende arbeitet vermehrt selbstständig und entwickelt Wege der Problemlösung innerhalb einer Gruppe. Diverse weitere Aufgaben werden selbst-

---

[8] PDCA-Zyklus: ist ein Problemlösungsprozess. Im ersten Schritt wird das Problem analysiert und es werden Maßnahmen zur Qualitätsverbesserung entwickelt. Im zweiten Schritt werden die Maßnahmen durchgeführt. Im dritten Schritt wird die Zielwirksamkeit kontrolliert und bewertet. Im letzten und vierten Schritt wird die Einführung und Etablierung des neuen und verbesserten Standards implementiert. Nach der Implementierung kann der PDCA-Zyklus wiederholt angewendet werden. (vgl. Träger 2016, o.S.)
[9] 4 Stufen Methode = 1.Stufe – Vorbereiten 2.Stufe – Vormachen 3.Stufe - Eigenes Ausführen 4.Stufe - Abschließen und Anerkennen

gesteuert und teilweise selbstbestimmt reflektiert und bewältigt (vgl. Krumpas et al. 2010, S.28). Durch diese Transferleistung lernt die Auszubildende ihre Entscheidungen zu begründen, Prioritäten zu setzen und systematisch Probleme zu lösen. Die Auszubildende benötigt von der Praxisanleiterin Lernsituationen, in denen sie die Chance hat, die erlernten Fähigkeiten, Kenntnisse und Fertigkeiten anzuwenden, zu erweitern und zu vertiefen (vgl. Mensdorf 2005, S.36).

Die vierte Kompetenz ist die personale Kompetenz und wird durch zwei exemplarisch ausgewählte Schlüsselqualifikationen aufgezeigt:

> *- „Fähigkeit die Wirkung der eigenen Person einzuschätzen*
> *- Selbstvertrauen" (Hundenborn 1999, o.S.).*

Die personale Kompetenz wird gefördert, wenn die Auszubildende lernt, sich vor einer gemeinsamen Anleitungssituation realistisch einzuschätzen (vgl. Bohrer 2009, S.53). Die Reflexion und die kritische Betrachtung des eigenen Handelns ist das zentrale Element, um die eigene Person auf ihre Einschätzung und Wirkung zu erfassen. Anhand einer gezielten Reflexion kann die Auszubildende ihre Handlung aufdecken und Fehler erkennen. Der Reflexion wird ein hoher Stellenwert zugeschrieben und sie wird in jeder Anleitungssituation eingebunden und durchgeführt. Durch kontinuierliche Gespräche zwischen Anleiterin und Auszubildenden kann die personale Kompetenz gefördert werden (vgl. Bohrer 2009, S.53).

> *„Die Persönlichkeitsentwicklung wird unter anderem dadurch gefördert, dass sie durch die Ansätze situativen Lernens mehr Verantwortung für sich als Person und ihre Ausbildung übernehmen"*
> *(Rottner 2004, S.87).*

Anhand von vermehrter Verantwortungsübernahme und einer Praxisanleiterin im Hintergrund wird das Selbstvertrauen der Auszubildenden im Verlauf der Ausbildung gestärkt. Die Praxisanleiterin begleitet jede Auszubildende individuell nach ihren Lernstärken und -schwächen und fördert diese mit ausgewählten Lernsituationen. Nach einer ausführlichen Reflexion kann die Auszubildende mit gesteigertem Selbstvertrauen aus der Pflegesituation hinausgehen.

6. Schülerstation

6.1. Allgemeine Definition

Das Thema Schülerstation, Schulstation oder „Schüler leiten eine Station" zählt schon seit über 20 Jahren in Deutschland zu den angewandten Konzepten in der praktischen Pflegeausbildung. Die recherchierte Literatur zeigt auf, dass bereits 1994 ein Fachzeitschriftenartikel zu diesem Thema veröffentlicht wurde. Die größte Anzahl an Veröffentlichungen wurde in den Jahren zwischen 2000 – 2016 gefunden. In diesem Zeitraum konnten 28 Artikel eruiert werden. Eine einheitliche und wissenschaftlich fundierte Definition konnte nicht erfasst werden. Die Begriffe Schülerstation, Schulstation und „Schüler leiten eine Station" werden in Deutschland nicht einheitlich angewendet. Eine publizierte Definition von HAUCK & SCHUSTER wurde exemplarisch ausgewählt:

> „Eine Schulstation stellt eine Möglichkeit der praktischen Ausbildung in der Gesundheits- und Krankenpflege dar, bei der Lernende in Realsituationen im geschützten Rahmen für einen befristeten Zeitraum eigenständig die Verantwortung für die Planung, Organisation und Durchführung der Pflege- und Stationsprozesse übernehmen" (Hauck & Schuster 2016, S.74).

Kritisch anzumerken ist, dass die Literatur zu diesem Thema größtenteils aus Fachartikeln in Fachzeitschriften und unveröffentlichten Hochschulpublikationen (Bachelor- Master- oder Diplomarbeiten) besteht. Es konnte eine veröffentlichte und von einem Verlag publizierte Diplomarbeit von der Autorin KOSAK ausfindig gemacht werden. Andere wissenschaftliche Arbeiten oder Studien zu diesem Thema konnten nicht eruiert werden. Aufgrund der gesichteten Literatur ist festzustellen, dass die Klassifizierung der Fachartikel in der Evidenzklasse IV „Berichte von Expertenkreisen" einzuordnen ist. Ein weiterer wichtiger Faktor ist, dass in 29 gesichteten Artikeln nur vier Krankenhäuser die Schulstation dauerhaft implementiert haben. Alle anderen Ausbildungsbetriebe nutzen die Schülerstation als Projekt in der Erprobungsphase. Dadurch gibt es kein einheitliches Konzept oder gesetzliche Grundlagen in Form eines Curriculums, die hier aufgezeigt werden können. Die Ziele einer Schülerstation können durch umfangreiche

und ähnlich titulierte Angaben zusammengefasst werden. Die Schülerstation fördert die Auszubildenden in ihrer Entwicklung und vertieft die
bereits erworbene Handlungskompetenz. Hinzu kommt das Ziel, dass aufgrund des Konzeptes die Qualität der Pflege gesteigert wird (vgl. Sauer
2002, S. 5). Ein weiteres Vorhaben der Schülerstation ist, dass die real
gestaltete Praxis-Lernsituation die Auszubildende unterstützt und sie in
ihrer Fähigkeit fördert. In der folgenden Abbildung sind die Ziele der
Schülerstation vom Klinikum Delmenhorst von der Autorin zusammengefasst worden:

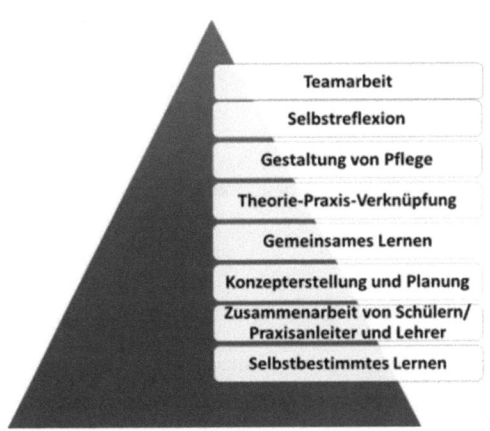

Abb. 4: Ziele einer Schülerstation (vgl. Klinikum Delmenhorst 2016, o.S.)

Nachfolgend können aufgrund der oben genannten Ziele die fachliche,
sozial- und methodische Kompetenz gefördert werden. Die kommunikative
und kooperative Fähigkeit für alle auf der Station beteiligten Berufsgruppen
und damit die sozial-kommunikative Kompetenz und die personale Kompetenz werden dementsprechend ebenso erweitert. Die eigenverantwortlichen
und selbstständigen Arbeiten der Auszubildenden werden im beruflichen
Alltag unterstützt und können vielfältiger erworben werden (vgl. Kohl 2007,
S.58).

6.2. Konzeptvorstellung Schülerstation

Zunächst wird aus den 28 Artikeln und der veröffentlichten Diplomarbeit ein von der Autorin zusammengefasstes Konzept vorgestellt. Alle Konzepte wurden ausführlich gelesen und in einer selbst erstellten Tabelle mit den wichtigsten Informationen zusammengefasst (Siehe Anlage Seite III + IV). Im Hinblick auf die Bearbeitung wurden folgende Kategorien von der Autorin als zentraler Bestandteil einer Schülerstation und deren Konzept ausge-wählt:

- Name des Krankenhauses
- Station
- Ausbildungsjahr
- Anzahl der Auszubildenden
- Anzahl der Lehrerinnen
- Anzahl Praxisanleiterin & Stationsteam
- Zeitraum
- Patientenanzahl
- Vorbereitungszeit / Begleitung des Projektes

Die Informationen in den einzelnen Kategorien zeigten retrospektiv wieder-kehrende Doppelungen auf, sodass nach der Auswertung der Daten ein all-gemeiner Durchschnitt zu der jeweiligen Kategorie verfasst werden konnte. Anhand dieser von der Autorin ausgearbeiteten Daten wird das Konzept der Schülerstation in dieser Bachelorarbeit im Kontext der Ausbildung zur Gesundheits- und Krankenpflegerin vorgestellt. Aus diesem Grund sind die teilnehmenden Betriebe Krankenhäuser. In den 29 Konzepten konnten 26 unterschiedliche Krankenhäuser deutschlandweit ermittelt werden. Das Krankenhaus des Evangelischen Diakoniewerkes Königin Elisabeth hat das Konzept 2000 und 2002 in jeweils einem Artikel veröffentlicht. Das Konzept wurde zwei Jahre später in einem anderen Fachbereich durchgeführt und überarbeitet erneut vorgestellt. Das andere Krankenhaus ist das Klinikum Delmenhorst, welches die Schülerstation zum achten Mal erfolgreich durchgeführt hat. Seit 2011 werden Fachartikel verfasst und online auf der Internetseite veröffentlicht. Seit 2013 publiziert das Krankenhaus jährlich neue Artikel zum Thema Schülerstation auf ihrer Internetseite. Die Kliniken Herzberg/Osterode publizieren das Konzept „SchülerInnen leiten eine Station" durch die Diplomarbeit von der Autorin KOSAK, welches als Buch erschienen ist. Der zweite Artikel von den Kliniken Herzberg/Osterode wurde in einer Fachzeitschrift acht Jahre später im Jahr 2015 veröffentlicht. Zusammenfassend zu der Kategorie „Auswahl der Station" lässt sich eruieren, dass diese sich anhand einer Ausschreibungspflicht jedes Jahr bewerben können. Durch evaluierte Kriterien werden die Stationen in Kooperation mit der Krankenpflegeschule ausgewählt. Die ausgesuchte Station führt das Projekt einmalig durch. Eine andere Variante ist die, dass durch eine engagierte Praxisanleiterin, die sich mit dem Projekt intensiv beschäftigt, deren Station für das Projekt ausgewählt wird. Im Krankenhaus gibt es zahlreiche unterschiedliche Fachdisziplinen. Für das Projekt Schülerstation werden Fachgebiete wie Innere, Chirurgie, Onkologie, Gerontopsychiatrie und Neurologie ausgewählt. In den Artikeln wird deutlich, dass die Auszubildenden in 25 von 29 Betrieben sich am Ende der Ausbildung, also im dritten Ausbildungsjahr befinden. Die Argumentation, die Auszubildenden aus dem dritten Lehrjahr in das Projekt zu integrieren, waren nahezu identisch. Die Auszubildenden aus dem dritten Ausbildungsjahr stehen in der Examensvorbereitung und haben den theoretischen Unterrichtsinhalt fast komplett erhalten, sodass der Berufsalltag bald beginnen kann. Die Auszubildenden lernen die in der Theorie vermittelten Inhalte in der Praxis umzusetzen. Das ist im Rahmen der praktischen Ausbildung sinnvoll, wenn das Ende der Ausbildung fast erreicht ist. Ein Konzept beginnt mit Auszubildenden im Mittelkurs, da diese in einer abgewandelten Projektvariante in einer 1:1-Betreuung angeleitet werden. Die Praxisanleiterin übernimmt am ersten Tag die Pflege der Patientin und ab dem zweiten Tag betreut die Auszubildende die ihr zugeteilte Patientinnengruppe selbstständig. Bei zwei anderen Projekten wird das Tutorenprinzip genutzt, sodass die Oberkursschülerin im ersten Schritt in das Projekt Schülerstation eingearbeitet wird.

Nach der Einführungsphase übernehmen die Oberkursschülerinnen die Station und leiten die eingesetzten Unter- und Mittelkursschülerinnen in ihrem Zuständigkeitsbereich mit an. Die Anzahl an Auszubildenden, die an der Schülerstation teilnehmen, lässt sich im Durchschnitt mit 15,5 Auszubildenden pro Projektmodell aufzeigen. In einem Konzept bleibt die 1:1-Betreuung bestehen. Die Schülerstation wird mit fünf/sieben bis 25/27 Auszubildenden des Oberkurses besetzt. Die Station arbeitet aus rechtlichen Gründen im Hintergrund mit examinierten Gesundheits- und Krankenpflegerinnen oder Praxisanleiterinnen. In den gesamten 29 Artikeln wird berichtet, dass Praxisanleiterinnen oder das Stationsteam mit ausgewählten pädagogisch geschulten Kolleginnen im Hintergrund die Dienste besetzen. Im Frühdienst sind Praxisanleiterinnen, examinierte Kolleginnen und eine Lehrerin der Krankenpflegeschule mit involviert und auf der Station vertreten. Im Spätdienst sind es eine examinierte Pflegekraft und eine Praxisanleiterin die im Dienst mitgeplant sind. Für den Nachtdienst ist eine examinierte Pflegekraft im Hintergrund mit zuständig. Die Kolleginnen stehen für Aufgaben, die nicht delegiert werden können, z.B. Medikamente verabreichen (Betäubungsmittelgesetz) oder Transporte (eine Patientin nach der Operation aus dem Aufwachraum abholen), im Hintergrund bereit. Des Weiteren helfen die examinierten Kolleginnen bei Fragen oder greifen bei Notfallsituationen ein, wenn eine Situation als gefährlich für die Patientin oder die Auszubildende werden könnte (vgl. Winkler 2015, S.14). Eine weitere Kategorie für das Konzept der Schülerstation ist das Thema des durchgeführten „Zeitraums". Das Konzept Schülerstation wird auf den Stationen zeitlich befristet. Literatur über eine implementierte „ganzjährige" durchgeführte Schülerstation konnte von der Autorin nicht akquiriert werden. Ein Krankenhaus hat eine sechsmonatige Implementierungsphase beschrieben, in der dauerhaft zwölf bis 15 Auszubildende eingesetzt werden. Ob die Schülerstation erfolgreich umgesetzt und dauerhaft implementiert ist, gibt der Fachartikelaufsatz nicht an. Im Durchschnitt wird das Projekt der Schülerstation drei Wochen durchgeführt. Es konnte eine Zeitspanne von einer Woche bis fünf Wochen identifiziert werden. Durch einen hohen logistischen Aufwand, Freistellung der Praxisanleiterin und Stunden-abbau von Mehrarbeit der Kolleginnen aus dem Stationsteam können längere Zeitspannen nicht umgesetzt werden. Ein dauerhafter Einsatz von zehn bis 20 Auszubildenden auf einer Station ist des Weiteren nicht möglich, da diese auf den anderen Stationen fehlen und dort zur Unter-stützung des Stationsablaufes benötigt werden. Die Anzahl der Patientin-nen, die die Auszubildende im Rahmen der Schülerstation versorgt, variiert. Je nach pflegerischem Aufwand auf den Stationen werden den Auszubil-denden vier bis sechs Patientinnen bis maximal 48 Patientinnen von der Praxisanleiterin und der Stationsleiterin zugeteilt. Durchschnittlich betreuen die teilnehmenden Auszubildenden 24 Patientinnen im Projektzeitraum. Eine weitere Kategorie ist die „Vorbereitungszeit und Begleitung" der Schülerstation. Die langen Vorbereitungszeiten sind in 25 von 29 Berichten dargestellt worden. Der organisatorische Aufwand des Projektes der Schülerstation ist immens und wird mit Vorbereitungszeiten von einem halben Jahr bis zu zwei Jahren vorher angegeben. In dieser Zeit arbeiten Schule, Praxisanleiterin, Stationsteam, Stationsleiterin und der teilneh-mende Ausbildungskurs sehr eng miteinander zusammen. In der Schule werden frühzeitig die Krankheitsbilder und die spezielle pflegerische Versorgung der Patientinnen besprochen. Die Station trennt den Bereich der Schülerstation ab, um den Auszubildenden einen eigenen Flur mit den Zimmern der Patientinnen zu ermöglichen. Des Weiteren werden Räume umstrukturiert, sodass die Auszubildende ein eigenes Stationszimmer und eine Rückzugsmöglichkeit erhält. Der Dienstplan wird bis zu acht Wochen vorher vom teilnehmenden Kurs selbstständig erstellt. Eine hohe Anzahl an Stationen laden die Auszubildenden im Vorhinein zu einem Hospitationstag ein, sodass sie die Räumlichkeiten und Kolleginnen kennen lernen und erste Unsicherheiten abgebaut werden können.

In der nachkommenden Tabelle ist eine Übersicht über die grundlegenden Ressourcen, die für eine Schülerstation von großer Relevanz sind, zusammengefasst darstellt:

personelle Ressourcen	➢ Praxisanleiterinnen, Lehrerinnen und examinierte Kolleginnen aus dem Team stehen zur Verfügung ➢ ca. 15,5 Auszubildende auf der Station (dritten Lehrjahr)
räumliche Ressourcen	➢ eigenes Stationszimmer wird eingerichtet (Rückzugsmöglichkeit) ➢ eigenes Telefon, eigenen EDV-Arbeitsplatz ➢ zusätzliches Material wird bestellt
zeitliche Ressourcen	➢ zeitlich befristeter Rahmen (ca. drei Wochen) ➢ lange Vorbereitungszeiten (sechs Monaten – zwei Jahren) ➢ Mehrarbeit von dem Stationsteam und Auszubildenden entsteht (Feedbackgespräche am Ende des Dienstes)
Einwilligung/Zustimmung	➢ Pflegedienstleitung und Chefärztin der Station (frühzeitig) ➢ Patientinnen (während es Projekts)
Information	➢ Kursleiterin, Auszubildende, Stationsteam

Tab. 5: grundlegende Ressourcen der Schülerstation (2016)

6.3. Lernerfolg der Auszubildenden anhand der beruflichen Handlungskompetenz

Wie bereits im Kapitel 5.3. beschrieben, werden zum Vergleich des Lernerfolgs ausgewählte Schlüsselqualifikationen genutzt. Diese sind identisch ausgewählt worden, um einen kritischen Vergleich des Lernerfolgs aufzeigen zu können.

Für den Lernerfolg der fachlichen Kompetenz wurden exemplarisch folgende Schlüsselqualifikationen ausgewählt:

- *„Einsichten Fertigkeiten und Fähigkeiten zur Anwendung von Pflegekonzepten, die der Situation des Pflegebedürftigen entsprechen*
- *(Selbst-) Pflegeressourcen der Pflegebedürftigen suchen und stärken" (Hundenborn et al. 1999, o.S.).*

Mit Unterstützung der Lehrerin, Praxisanleiterin und dem Pflegeteam auf der Station gestalten die Auszubildenden ihre Pflege an der Patientin selbstständig. Dazu wurde in der Vorbereitungsphase ein entsprechendes Pflegekonzept ausgewählt und ausgearbeitet (vgl. Klinikum Delmenhorst 2016, o.S.). In den Fachartikeln zum Konzept der Schülerstation wird des Öfteren über die Umsetzung der Bezugspflege oder Bereichspflege berichtet. Die Auszubildende setzt sich intensiv mit dem Pflegekonzept der Bereichspflege auseinander im Sinne der Patientenorientierung (vgl. Czäczine et al. 2015, S.97). Die Auszubildende kann aufgrund des hohen Personalschlüssels neu gelernte Konzepte ausprobieren und dazu Erfahrungen sammeln, beziehungsweise die bereits gemachten Erkenntnisse evaluieren. Bevorzugt wurden Konzepte wie Bobath, Basale Stimulation und Kinästhetik durchgeführt (vgl. Hansen & Wendler 2003, S. 141). Die Literatur zeigt auf, dass die Wünsche der Patientinnen berücksichtigt werden und mehr Zeit für einzelne Patientinnen vorhanden ist (vgl. Jacobsen 1994, S.1024). Aufgrund der Beachtung der Wünsche und die langen Zeitintervalle bei der Patientin, können die Ressourcen erkannt und gestärkt werden.

„Die fachliche Kompetenz der Schülerinnen [...] wird von den Patientinnen zu 93% mit „trifft völlig" zu oder „trifft überwiegend zu" beurteilt" (Schöbel 2003, S.179).

Die sozial-kommunikative Kompetenz kann anhand der folgenden drei Schlüsselqualifikationen aufgezeigt werden:

- *„Fähigkeit zum Aufbau, Erhalt und Beendigung von Beziehungen*
- *Konfliktfähigkeit*
- *Fähigkeit zur Initiierung, Leitung und Beendigung von Gesprächen" (Hundenborn 1999, o.S.).*

38

In der sozial-kommunikativen Kompetenz stehen die Teamfähigkeit und die Zusammenarbeit mit anderen Berufsgruppen (z.B. Ärztin oder Physiothera-peutin), Abteilungen, Angehörigen und der Patientin im Vordergrund (vgl. Klinikum Delmenhorst 2016, o.S.). Die Zusammenarbeit mit den anderen Berufsgruppen empfanden die Projektbegleiterinnen wesentlich angeneh-mer als die Schülerinnen (vgl. Kosak 2007, S.71). Die Auseinandersetzung mit Ärztinnen blieb für die Auszubildenden trotz des Projektes eine große Herausforderung. Es wurden Fragen gestellt zu Krankheitsbildern, Diagno-sen, Therapiemöglichkeiten oder Laborbefunden, wenn Anordnungen nicht korrekt ausgearbeitet oder kommuniziert wurden. Dadurch kam es in den Gesprächen zu Unsicherheiten von Seiten der Auszubildenden (vgl. Han-sen et al. 2003, S. 141). Eine Beziehung zu den anderen Auszubildenden während des Projektes aufzubauen, ist durch den gemeinsamen Klassen-verband und die Vorbereitungsphase bereits gestartet und wurde während des Projektes vertieft.

> *„Weiterhin fiel es durch die Durchführung des Projektes allen befragten SchülerInnen (100%) leichter **mit anderen Berufs-gruppen zu kooperieren.** Bei den ProjekbegleiterInnen stellten dies ebenfalls 65% fest"* (Kosak 2007, S.78).

Die Auszubildende lernt die Fähigkeit, eigenständig Gespräche zu initiieren und zu leiten. Die Auszubildende übt durch das Projekt, Rücksicht auf andere Auszubildende zu nehmen und die Zusammenarbeit untereinander zu fördern. Sie lernen aufeinander Acht zu geben und regelmäßige Team-besprechungen durchzuführen, um eventuelle Probleme ansprechen und lösen zu können. Einen Konflikt direkt anzusprechen und zu lösen, wird von den Praxisanleiterinnen aus dem Hintergrund unterstützt. Dafür wird täglich nach der Übergabe mit den Auszubildenden ein Reflexionsgespräch geführt, in dem Sorgen, Ängste, Eindrücke und Erfahrungen verbalisiert werden können (vgl. Fritz 2009, S.357). Die Konfliktfähigkeit wird durch die Gespräche gestärkt und ausgebaut. Eine offene und respektvolle Kom-munikation unter allen Beteiligten wird geübt und umgesetzt. Im Rahmen der Kommunikation wird deutlich, dass aufgrund von klarer und konkreter Absprachen ein reibungsloser Ablauf gesichert ist.

Die methodische Kompetenz wird durch folgende Schlüsselqualifikationen dargestellt:

> - *„Fähigkeit zur Planung, Durchführung und Evaluation prozessbezogener Pflege*
> - *Fähigkeit zum Treffen von Entscheidungen, zum Setzen von Prioritäten, zur gezielten und systematischen Bearbeitung von Problemen" (Hundenborn 1999, o.S.).*

Die Auszubildende verschafft sich einen Überblick über die institutionellen Rahmenbedingungen und Arbeitsabläufe der Station, sodass sie diese in ihren eigenständigen Ablaufplan gestalten kann (vgl. Klinikum Delmenhorst 2016, o.S.).

> *„Den Kern der Schulstation stellt die eigenständige Planung und Durchführung der Pflege der Patientinnen und Patienten durch die Lernenden dar [...] inklusive der selbstständigen Organisation der Stations- und Arbeitsabläufe" (Hauck & Schuster 2014, S.72f).*

Durch die erhöhte Selbstbestimmung lernt die Auszubildende die Organisation der Pflege, die prozesshafte Planung, Durchführung und Evaluierung ihrer Patientinnengruppe gezielt kennen. Im Rahmen der Examensvorbereitung wird die Auszubildende prospektiv gestärkt und kann die Pflegeplanung leichter erarbeiten und die hochkomplexen Handlungsfelder eindeutiger bewältigen (vgl. Blank & Fischbock 2010, S. 34).

> *„Sowohl die SchülerInnen (100%) als auch die ProjektbegleiterInnen (97%) sahen während des Projektes einen deutlichen Zuwachs an Sicherheit in der **prozessorientierten Planung und Durchführung von Pflegehandlungen**" (Kosak 2007, S.75).*

In einem weiteren Schritt lernt sie Prioritäten zu setzen und mit Argumenten gestützt zu begründen. Die Fähigkeit zum Treffen von Entscheidungen und Setzen von Prioritäten erlernt die Auszubildende erst gegen Ende des Projektes. Die Literatur zeigt auf, dass die gesamte erste Woche als chaotisch oder turbulent anzusehen ist. Für alle Beteiligten ist die erste Zeit besonders anstrengend. Die Auszubildenden waren sehr erleichtert, dass sie in der Anfangsphase seitens des Personals und der Praxisanleiterinnen fortwährend Hilfe in der Setzung von Prioritäten und in der Entscheidungsfindung erhielten (vgl. Bednarzik 2009, S. 611). Erst im weiteren Verlauf der zweiten Woche gestaltete sich der Stationsalltag angenehmer und die Auszubildende hat mehr Sicherheit im Setzen von Prioritäten gewonnen (vgl. ebd., S.611).

Die letzte Kompetenz ist die personale Kompetenz und wird durch zwei exemplarisch ausgewählte Schlüsselqualifikationen vorgestellt:

> - *„Fähigkeit die Wirkung der eigenen Person einzuschätzen*
> - *Selbstvertrauen" (Hundenborn et al. 1999, o.S.).*

Die Auszubildende hat im Rahmen des Projektes die Möglichkeit, ihre eigenen Standpunkte, aktuelle Grenzen, Ressourcen und Entwicklungsmöglichkeiten zu erkennen und zu erweitern (vgl. Klinikum Delmenhorst 2016, o.S.). Sie hat die Chance, Verantwortung zu übernehmen und diese selber zu erleben und zu verarbeiten. Die Motivation der Auszubildenden für die Erreichung der in Kapitel 6.1. genannten Ziele spielt eine wichtige Rolle. Des Weiteren werden schwächere Auszubildende von den leistungsstärkeren Auszubildenden gefördert, um die gemeinsamen Ziele zu erreichen. In der Vorbereitungszeit für das Projekt wird die Auszubildende aufgefordert, ihren Dienstplan selbstständig zu planen. Diese Aufgabe übernimmt in der praktischen Ausbildungszeit die Stationsleiterin und die Auszubildende wird mit diesem Thema in der Praxis zum ersten Mal im Rahmen des Projektes konfrontiert. Hier ist darauf zu achten, dass die Auszubildenden sich untereinander wahrnehmen und Wünsche und Belastungsgrenzen akzeptieren. Die Auszubildende schätzt sich selber ein und öffnet sich gegenüber Ängsten und Überforderungssituationen. In der neuen Rolle lernen sich die Auszubildenden selber neu kennen und nutzen die Chance, einen Einblick in die Zukunft und in ihr Tätigkeitsfeld zu erlangen. Im Rahmen der Feedbackrunden hat die Auszubildende die Möglichkeit, ihre Ziele und Wünsche und die Akzeptanz untereinander zu kommunizieren.

„Insgesamt kann die Feststellung getroffen werden, dass der überwiegende Anteil der Auszubildenden während des Projektes in der Befähigung eigene Belastungen zu erkennen, zu reflektieren und mit ihnen umzugehen, bestärkt wurden" (Kosak 2007, S.83).

Anhand der Schlüsselqualifikation „Selbstvertrauen" wird deutlich, dass durch eine hohe Eigenverantwortlichkeit und die Motivation ein neues Projekt mitzugestalten, das Selbstvertrauen der Auszubildenden gestärkt wird. *„Für die Schüler bedeutete dies eine optimale Examensvorbereitung und eine enorme Steigerung ihres Selbstvertrauens" (Brühl et al. 2000, S.15).* Dadurch entstand eine hohe Motivation, das Projekt durchzuhalten und mit vielen neuen Erfahrungen zu beenden. Die Auszubildende erlebt durch die Übernahme der Station eine umfassende Verantwortung für eine Patientengruppe, sodass ihr Selbstbewusstsein und Selbstvertrauen gestärkt werden (vgl. Kohl 2007, S. 59).

„Annähernd alle SchülerInnen gaben an, vor dieser [praktischen] Prüfung weniger Angst zu haben und über mehr Selbstvertrauen zu verfügen" (Kosak 2007, S. 89 Einfügung Heilig 2016).

Das Resümee einer Oberkursschülerin[10] nach dem Projekt der Schülerstation, das bei den Kliniken der Stadt Köln gGmbH im Februar 2016 durchgeführt wurde, bestätigt den Lernerfolg der beruflichen Handlungskompetenz mit folgendem Zitat:

„Es hat mir super viel geholfen selbstbewusst, sicher und selbstständig zu Arbeiten. Ich war überrascht, wie viel ich kann, wenn ich die Gelegenheit bekomme selbstständig zu arbeiten" (Auszubildende J. 2016).

---

[10] Der Name der Auszubildenden wurde aus rechtlichen Gründen anonymisiert und abgekürzt

7. Vergleich zwischen Praxisanleitung und Schülerstation

Der Vergleich, der in diesem Kapitel angestrebt wird, nutzt als Grundlage Literatur mit unterschiedlichen Evidenzklassen. Zum Thema Schülerstation konnte Literatur mit der Evidenzklasse IV eruiert werden, da die Ergebnisse überwiegend aus Berichten / Meinungen / Erfahrungen bezogen wurden. Die Literatur zum Thema Praxisanleitung beinhaltet die Evidenzklasse II. Aus diesem Grund wird in den nachfolgenden Kapiteln `Gemeinsamkeiten und Unterschiede´ eine Plausibilitätsargumentation durchgeführt. Das bedeutet, dass die Aussagen dadurch begründet werden, dass sie „plausibel", also für die Leserin oder Zuhörerin besonders nachvollziehbar scheinen. Ein Fazit der kritischen Auseinandersetzung zwischen Praxisanleitung und Schülerstation wird gezogen, indem aufgezeigt wird, wie die berufliche Handlungskompetenz im jeweiligen Schwerpunktthema gefördert wird.

7.1. Gemeinsamkeiten

Zunächst werden die allgemeinen Gemeinsamkeiten aufgezeigt und danach die Gemeinsamkeiten in den vier (Teil-) Kompetenzbereichen vorgestellt, die schlussendlich zur Förderung der beruflichen Handlungskompetenz führen.

> „In Notfallsituationen wird die examinierte Pflegekraft immer aktiv und kein Auszubildender ist auf sich alleine gestellt. Auch der Umgang mit Betäubungsmitteln bedarf der Aufsicht einer examinierten Pflegekraft" (Winkler 2015, S.14).

An diesem Zitat wird deutlich, dass es Aufgaben gibt, die weder beim Projekt der Schülerstation noch bei der Praxisanleitung an die Auszubildende vollständig übergeben werden können. Bei beiden praktischen Ausbildungsmöglichkeiten gibt es Grenzen, in denen die examinierte Pflegekraft aus rechtlichen Gründen eingreift und die Auszubildende unterstützt. Des Weiteren ist bei beiden Varianten immer eine Praxisanleiterin vor Ort.

Im Projekt der Schülerstation hält sich die Praxisanleiterin gezielt im Hintergrund auf. Bei der Praxisanleitung arbeitet die Praxisanleiterin gemeinsam mit der Auszubildenden im zugeteilten Bereich.

In der fachlichen Kompetenz wird durch die Schlüsselqualifikation „Anwendung von Pflegekonzepten" deutlich, dass beide Varianten bevorzugt das Pflegekonzept der Bereichspflege durchführen. Im Rahmen der Praxisanleitung wird die Auszubildende in den Bereich der examinierten Praxisanleiterin oder Mentorin mit eingeteilt. Bei dem Projekt der Schülerstation teilen sich die Auszubildenden untereinander in verschiedene Pflegebereiche ein. In beiden Ausbildungsformen wird die Bereichspflege durchgeführt und gefördert. Eine weitere Gemeinsamkeit ist das „Suchen und Stärken von Pflegeressourcen der Pflegebedürftigen". Durch das Konzept der Bereichspflege versorgt die Auszubildende die gleiche Patientin über mehrere Tage und kann die (Selbst)Pflegeressourcen erkennen und diese an der Patientin in der täglichen Versorgung stärken.

Für die sozial-kommunikative Kompetenz lässt sich folgende Gemeinsamkeit ermitteln. Die Schüsselqualifikation, die zu der „Fähigkeit zur Initiierung, Leitung und Beendigung von Gesprächen" führt, wird bei beiden praktischen Ausbildungsformen erworben. Die Auszubildende führt Gespräche mit der Praxisanleiterin und lernt Gespräche mit ihr und anderen Berufsgruppen zu führen. Im Projekt der Schülerstation lernen sie untereinander Gespräche zu leiten, initiieren oder zu beenden. Die Schlüsselqualifikation der „Konfliktfähigkeit" wird gleichermaßen erworben und gestärkt. Die Praxisanleiterin unterstützt die Auszubildende in Konfliktsituationen und gibt verschiedene Lösungsmöglichkeiten vor. Im Rahmen der Schülerstation werden die täglichen Feedbackrunden genutzt, um Konflikte anzusprechen und zu lösen. Während der Feedbackrunden ist eine Praxisanleiterin zur Unterstützung und Lösungsfindung anwesend.

In der methodischen Kompetenz wird deutlich, dass die Auszubildende im dritten Ausbildungsjahr vermehrt das „Setzen von Prioritäten" erlernt. Dazu gehört die Fähigkeit, Entscheidungen zu treffen, zu begründen und Probleme systematisch zu bewältigen. Während der Praxisanleitung steht die Praxisanleiterin unterstützend zur Seite und variiert die Komplexität der Aufgaben, sodass die Auszubildende das Setzen von Prioritäten lernt. Im Rahmen des Schülerprojektes stellt diese Schlüsselqualifikation in der ersten Woche eine Herausforderung dar. Mit fortlaufender Zeit des Projektes steigert sich die Auszubildende im Setzen von Prioritäten und lernt im weiteren Verlauf den Stationsablauf zu koordinieren.

Für die personale Kompetenz während der Schülerstation gilt, dass die Auszubildende durch die wiederholt durchgeführten Feedbackrunden zu reflektieren und die Wirkung ihrer eigenen Person einzuschätzen lernt. Die Rückmeldungen aus dem Schülerprojekt bestätigen, dass die Auszubildende ein gestärktes Selbstbewusstsein erhält und weniger Angst vor dem praktischen Examen hat. Das Selbstvertrauen der Auszubildenden während einer Praxisanleitung wird gefördert, wenn die Praxisanleiterin gezielt Aufgaben delegiert, sodass keine Überforderung eintritt und die Auszubildende an der gestellten Aufgabe wachsen kann.

7.2. Unterschiede

Um die fachliche Kompetenz zu fördern, wird im Rahmen der Praxisanleitung mit der Delegation von Teilaufgaben gearbeitet. Diese werden von der Auszubildenden umgesetzt und mit der Praxisanleiterin evaluiert. An dieser Stelle hat die Auszubildende eine direkte Ansprechpartnerin, um bei auftretenden Problemen direkt Unterstützung einfordern zu können. Im Rahmen der Schülerstation setzt die Auszubildende durch den hohen Personalschlüssel gezielter Pflegekonzepte wie Bobath oder Kinästhetik in der prozesshaften Pflegesituation ein. Die Auszubildende führt in ihrem Bereich die Pflegesituation umfassender durch und fördert ihre fachliche Kompetenz. Die Praxisanleiterin steht bewusst im Hintergrund zur Verfügung. Erst bei Unstimmigkeiten oder Fragen während der Schülerstation wird sie kontaktiert und in die pflegerische Tätigkeit involviert.

Bei der sozial-kommunikativen Kompetenz ist eine Hierarchie in der Praxis-anleitung vorgegeben. Zunächst wendet sich die Auszubildende an die Praxisanleiterin, im weiteren Schritt an das Stationsteam und bespricht sich erst nach Rücksprache mit weiteren Berufsgruppen. Während der Schüler-station werden untereinander viele Absprachen getroffen. In der interdis-ziplinären Zusammenarbeit während des Projektes ist die Auszubildende für ihren Bereich und die damit verbundenen Patientinnen eine direkte Ansprechpartnerin geworden. Eine Herausforderung während des Schüler-projektes ist die Kommunikation mit den Ärztinnen, die bis zum Ende des Projektes beständig bleibt. Die generelle Kooperation mit anderen Berufs-gruppen wurde als erfolgreich angesehen.

Bei der methodischen Kompetenz werden die größten Unterschiede deut-lich. In der Praxisanleitung werden die Anleitungstage genutzt, um die methodische Kompetenz und die damit verbundene prozesshafte Pflege zu stärken. Hier bereitet sich die Auszubildende umfangreich auf die Pflege der ausgewählten Patientinnen vor. Sie plant die Pflege, führt diese am nächsten Tag durch und evaluiert die Pflegesituation mit der Praxis-anleiterin. Währenddessen führt die Auszubildende im Projekt der Schüler-station ab dem ersten Tag die prozesshafte Pflege an den ihr zugeteilten Patientinnen durch. Des Weiteren lernt sie die Positionen der Schichtleit-erin / Stationsleiterin mit ihrem jeweiligen Aufgabengebiet kennen. Die Aus-zubildende hat einen hohen Lernerfolg in der methodischen Kompetenz.

Die letzte verglichene Kompetenz ist die personale Kompetenz. Die Praxis-anleiterin fordert die Auszubildende auf, sich vor den Anleitungen realistisch einzuschätzen. Dadurch lernt die Auszubildende ihre Wirkung der eigenen Person kennen und einzuschätzen. Bei der Schülerstation kann es aufgrund der neuen Rolle und der hohen Verantwortung zu Überschätzungen und Überforderungen kommen. Im Rahmen der Feedbackrunden werden realistische Einschätzungen der Auszubildenden eingefordert und mit der Wahrnehmung der Praxisanleiterin verglichen. Zum Ende des Projektes wird deutlich, dass die Auszubildende viel selbstständiger und motivierter arbeitet und eine persönliche Stärkung im Selbstvertrauen erlangt hat.

7.3. Fazit

In der kritischen Auseinandersetzung zwischen Schülerstation und Praxis-anleitung zeigen sich durch den Vergleich folgende zentrale Ergebnisse auf:

- Der Umfang der Praxisanleitung beträgt 10% der praktischen Ausbildung und ist gesetzlich vorgegeben. Durch die Unterstützung der Praxisanleiterin auf der Station wird die fachliche Kompetenz in den Vordergrund gestellt (vgl. Bohrer 2009, S.51). In der 1:1-Betreuung wird die Umsetzung von Fertigkeiten und Fähigkeiten direkt an der Auszubildenden beobachtet und evaluiert. Die Praxisanleiterin kann sofort korrigierend eingreifen, wenn Fehler von Seiten der Auszubildenden durchgeführt werden. Während der pflegerischen Tätigkeit können fachliche Fragen direkt von der Pflegeexpertin beantwortet und von der Auszubildenden umgesetzt werden.

- Die personale Kompetenz wird in beiden praktischen Anleitungen gefördert und erweitert. In der Praxisanleitung schätzt sich die Auszubildende prospektiv ein, um ihre Wirkung der eigenen Person zu bewerten. Im Rahmen der Schülerstation schätzt sich die Auszubildende retrospektiv in den Feedbackrunden am Ende des Dienstes ein. In beiden Varianten unterstützt die Praxisanleiterin die Auszubildende sich zu reflektieren. Durch diese Vorgehensweise wird die personale Kompetenz gleichermaßen gefördert.

- Die sozial-kommunikative Kompetenz werden schwerpunktmäßig während der Schülerstation gefördert. Die Auszubildende setzt sich jeden Tag mit ihren Kursmitschülerinnen und mit anderen Berufs-gruppen auseinander. Ein weiterer Schwerpunkt sind die Visiten mit den Ärztinnen. Während des gesamten Dienstes lernt die Auszubildende die Gespräche zu führen, zu leiten und adäquat zu beenden. Dadurch wird die sozial-kommunikative Kompetenz vor allem im Hinblick auf den späteren Berufsalltag mit dem interdisziplinären Team im Krankenhaus gefördert.

- Die methodische Kompetenz wird während der Schülerstation stärker gefördert als in der Variante der Praxisanleitung. Die Auszubildende übernimmt die Rolle der Schichtleiterin oder Stationsleiterin und lernt Prioritäten zu setzen und systematisch zu bearbeiten. Für die zugeteilten Patientinnen übernimmt die Auszubildende ab dem ersten Tag die prozessbezogene Pflege und führt diese über Tage an der Patientin durch. Die Auszubildende kann ihre Tätigkeit evaluieren und an den Gesundheitszustand der Patientin anpassen. Die Auszubildende zeigt nach der Schülerstation weniger Ängste vor dem Examen und dem Berufsalltag. *„Lernende sowie Lehrende berichten von einem hohen Lerneffekt und Lernende titulieren die Schulstation als intensivste Phase der Ausbildung"* (Koch 2009, S.6). Die Auszubildende wird im Rahmen des Projektes in der methodischen Kompetenz umfangreich gestärkt.

Das Resümee der Autorin zeigt auf, dass beide praktischen Anleitungen in der Ausbildung als sinnvoll erachtet werden. Die Praxisanleitung ist gesetzlich vorgegeben und wird über die gesamten drei Jahre durchgeführt. Die Rahmenbedingungen bilden ein essentiell wichtiges Standbein der Praxisanleitung. Nur wenn die Rahmenbedingungen eingehalten werden, kann die berufliche Handlungskompetenz gefördert werden. *„Die heutige Pflegepraxis ist geprägt von einer hohen Arbeitsbelastung, Zeitmangel, Stress und einer hohen Flexibilität der Pflegekräfte"* (Blank et al. 2010, S.33). Diese Belastung auszuhalten, stellt eine Schwierigkeit für die Praxisanleiterin dar. Wenn eine Balance zwischen Anforderungen und Arbeitsbelastung ausgehalten wird, kann die Auszubildende in der beruflichen Handlungskompetenz gefördert werden. Im Gegensatz zur Praxisanleitung wird die Schülerstation zeitlich begrenzt und ist nicht gesetzlich vorgegeben. Diese praktische Ausbildungsform weist eine hohe Förderung der methodischen und sozial-kommunikativen Kompetenz auf. Dieses Modell sollte in die praktische Ausbildung über einen befristeten Zeitraum implementiert werden. Die herausgearbeiteten Stärken der Auszubildenden können umfangreich in den weiteren Einsätzen während der Ausbildung genutzt werden.

8. Zusammenfassung und Ausblick

Welche Form der praktischen Ausbildung fördert die berufliche Handlungs-kompetenz? Dazu wurde eine kritische Auseinandersetzung zwischen Schülerstation und Praxisanleitung durchgeführt. Im ersten Teil der Arbeit wurde ein Überblick über die berufliche Handlungskompetenz und deren gesetzliche Grundlage beschrieben. Im zweiten Abschnitt der Arbeit wurden die Themenschwerpunkte Praxisanleitung und Schülerstation in einem jeweiligen Kapitel ausführlich bearbeitet. Um einen kritischen Vergleich darstellen zu können, wurde die Matrix der Schlüsselqualifikationen von HUNDENBORN und KREIENBAUM aus dem Jahr 1999 als Grundlage genutzt. Zunächst wurden Gemeinsamkeiten und Unterschiede beschrie-ben und daraus resultierend die Ergebnisse und ein Fazit gezogen.

Ausblick Schülerstation:

Anhand der Ergebnisse empfiehlt die Verfasserin, eine wissenschaftliche Begleitung der Schülerstation durchzuführen, um die Auswirkungen auf die berufliche Handlungskompetenz und deren Effekte zu erforschen. Mit den Forschungsergebnissen kann ein einheitliches Konzept als Grundlage entwickelt und in die Gesundheits- und (Kinder-)Krankenpflegeschulen implementiert werden. Weiterhin sieht die Verfasserin den hohen logisti-schen Aufwand und die umfangreiche Vorbereitungszeit im Rahmen des Schülerprojektes wegen des Personalmangels in der Zukunft als kritisch an.

Ausblick Praxisanleitung:

Ein weiterer wichtiger Blickwinkel für die Relevanz einer Praxisanleitung zeigt das Eckpunktepapier von der BMG / BMFSFJ aus dem Jahr 2016 auf. Für die Praxisanleitung wird eine Weiterbildung von mindestens 300 Stun-den gefordert. Hinzu kommt eine kontinuierliche mind. 24-stündige berufs-pädagogische Weiterbildung pro Jahr (vgl. BMG/BMFSFJ 2016, S. 6). Diese Erneuerung zeigt eine 100-stündliche Erweiterung der Weiterbildung zur Praxisanleiterin auf. Damit zeigt sich die Wichtigkeit einer kontinuier-lichen Praxisanleitung, um die Auszubildende in ihrer beruflichen Hand-lungskompetenz fördern zu können.

9. Rückblick auf den eigenen Arbeitsprozess

Zunächst wurde das Thema der Kompetenz, Pflegekompetenz und berufliche Handlungskompetenz recherchiert und ausgearbeitet. Insgesamt konnten über zehn Seiten zu diesem Themenschwerpunkt verschriftlicht werden, sodass die Verfasserin sich für eine induktive Vorgehensweise entschieden hat. So gelang es der Verfasserin, das Einführungskapitel verkürzt darstellen. Es ergaben sich Schwierigkeiten aufgrund der verschiedenen Evidenzklassen der Literatur. Zum Thema Schülerstation gab es überwiegend Fachartikel, die in Fachzeitschriften publiziert wurden. Die Anzahl der gefundenen Literatur war aufgrund von <30 Treffern stark begrenzt. Demgegenüber stand die Literatur des Themenschwerpunktes Praxisanleitung. Dazu wurden über hundert Treffer verortet. Zunächst fiel es der Verfasserin schwer, das Thema der Praxisanleitung auf das Wesentliche zu beschränken. Zudem weist die Literatur zur Praxisanleitung eine deutlich höhere Evidenzklasse auf. Im weiteren Prozess eine passende Vergleichsmöglichkeit zu finden, ist der Verfasserin zunächst sehr schwer gefallen. Erst durch ein Kolloquium mit den Kommilitoninnen und der Professorin ist die Autorin, durch eine Diskussion auf die Idee der Schlüsselqualifikationen als Vergleichsmöglichkeiten gestoßen und konnte den Arbeitsprozess fortführen. Die Feedbackgespräche während der Kolloquiumstermine waren für die Autorin, während der gesamten Bachelorbegleitung, für die eigene Reflexion und für den Schreibprozesses sehr hilfreich. Positiv zu erwähnen ist das Zeitmanagement, welches die Autorin jederzeit gut einhalten konnte. Weiterhin förderlich für den Arbeitsprozess waren die vorgegebenen Strukturen der Pflichtkapitel und die von der Autorin verfasste kommentierte Gliederung, die für die Rahmenstruktur als sehr hilfreich empfunden wurde. Auf diese systematische Gliederung wurde während des gesamten Zeitraums zurückgegriffen. Ein weiterer positiver Effekt, ist das die beruflichen Erfahrungen und die damit verbundene Erkenntnisgewinne der Autorin im Rahmen der Praxisanleitung und Schülerstation gefördert wurden.

Anlagen

	Krankenhaus	Station	Auszubildende	Lehrer
1	Wichernkrankenhaus	Station 3	20	mehrere LK
2	Kliniken der Stadt Köln gGmbH	Weaningstation	10	eine LK
3	Frankfurter Rotkreuz-KH	Orthopädie	11	n.n.
4	Klinikum Bergmannshorst e.V.	Unfallchirurgie	15	n.n.
5	Kliniken Herzberg/Osterrode	Gastroenterologie	16	eine LK
6	Kliniken Herzberg/Osterrode	Viszeralchirurgie	19	n.n.
7	Kreiskrankenhaus Rendsburg	Innere/Chirurgie	pro Bereich 10-11	n.n.
8	Regionalverbundes kirchlicher Krankenhäuser (RkK) gGmbH	Innere	10	mehrere LK
9	Krankenhaus des Evangelischen Diakoniewerkes Königin Elisabeth	Allgemein-Chirurgie	n.n.	Medizin pädagogin FD
10	Krankenhaus des Evangelischen Diakoniewerkes Königin Elisabeth	Innere	n.n. plus zwei Auszubildende aus dem 1 Semester	zwei LK
11	Hospital zum Heiligen Geist	Gerontopsychiatrie	1	n.n.
12	Bezirkskrankenhaus Erlangen	Gerontopsychiatrische Frauenstation	13	zwei LK
13	Vivantes Klinikum Berlin / Diakonieklinikum Stuttgart	n.n.	20 (vier Kursen gleichzeitig)	Kursleitung
14	Charite	n.n.	n.n.	1 PAL
15	Krankenhaus Königin Elisabeth-Herzberge	Innere	23 inkl. Studenten "Bachelor of Nursing"	zwei LK
16	Rhein-Mosel-Fachklinik Andernach	n.n	5	keine
17	Klinikum Ingostadt	Chirurgie	7	keine
18	Agaplesion Bethesda Krankenhaus Stuttgart	6A	18	keine
19	Krankenhaus Montabaur	Orthopädie und Innere	10 pro Bereich	eine LK
20	Evang. Diakonieanstalt am Uniklinikum Tübingen	Onkologie/Operativ	20	eine LK
21	Medizinische Hochschule Hannover	Neurologie	n.n.	n.n.
22	Universitätsklinikum der E.-M.-Arndt-Universität Greifswald-AöR	Innere	12 bis 15	eine LK
23	HAW Hamburg	Rehabilitative Geriatrie	27 Studierende	keine
24	St.-Martinus-Krankenhaus	Innere	10	keine
25	Klinikum Delmenhorst	Innere	alle Auzubi`s	eine LK
26	Klinikum Delmenhorst	Innere	23	eine LK
27	Klinikum Delmenhorst	Innere	25	mehrere LK
28	Klinikum Delmenhorst	Innere	19	mehrere LK
29	Klinikum Delmenhorst	Innere	15	mehrere LK
Ø			15,48	1,58

Tab. 6: Schülerstations-Bedarfs-Analyse Teil I (2016)

	Praxisanleiter/Team	Zeitraum	Ausbildungs-jahr	Patienten	Jahr	Vorbereitungszeit/ Begleitung des Projekts
1	1 PAL / 1 exam.PK	3 Wochen	3 Jahr	21	2010	1 Woche PAL / Lehrer
2	2 PAL + Kollegen	4 Wochen	3 Jahr	4 bis 6	2015	1 Woche PAL / Kollegen
3	n.n.	3 Wochen	3 Jahr	Teilbereich	2015	PAL / Kollegen
4	n.n.	4 Wochen	3 Jahr	n.n.	2015	Kursleitung / PAL
5	2 PAL + Kollegen	2 Wochen	3 Jahr + 3 Azubis 2LJ	38	2007	8 Monate Vorbereitung
6	PAL + Kollegen	2 Wochen	3 Jahr + Azubis 2LJ	36	2009	1 Woche PAL / Kollegen
7	PAL	12 Tage	3 Jahr	7 Zimmer pro Bereich	2002	PAL nonstop
8	2 exam. PK FD / 1 exam. PK SD	1 Woche	3 Jahr	gesamte Station	2009	2 Vorbereitungstage = Lehrer
9	1 PAL /2 exam. PK FD 1 PAL /1 exam. PK/SD 1 exam. PK ND	2 Wochen	3 Jahr	gesamte Station	2000	Schule Widerholung Krankheitsbilder
10	PAL + Kollegen	4 Wochen	3 Jahr	27	2002	2 Jahre Planung / 1 Seminartag / 1 Tag vor Ort auf Station
11	1 PAL	5 Tage	Beginn nach 1,5 Jahren	8 bis 12	2000	1 Vorbereitungstag Schule / 1 Tag PAL auf Station
12	1PAL	1 Woche	3 Jahr	22	1994	Vorbereitungszeit in der Schule
13	Praxiskoordinatorin	5 Wochen	5 Semester	gesamte Station	2007	8 Wochen vorher Dienstplan / 1 Tag vor Ort auf Station/ 3 Einarbeitungswochen
14	Stationsteam	n.n.	n.n.	n.n.	2009	umfangreiche Vorbereitung durch die Schule
15	1 PAL + Kollegen	2 Wochen	3 Jahr	20	2009	halbes Jahr vorher
16	PAL + PK	2 Wochen	3 Jahr	n.n.	2012	1 Woche in Begleitung
17	freigestellte PAL/pädagogisch qualifiziertes PK	n.n.	alle Ausbildungs-jahre	48	2011	Die PAL leiten die Schüler an und dann die Schüler sich untereinander "Tutorenprinzip"
18	PAL + 2 PK	3 Wochen	3 Jahr	n.n.	2012	gehört zum Lehrplan = Schule PAL bereitet die Azubis vor
19	PAL + Kollegen	1 Woche	3 Jahr	4-6 pro Azubi	2015	n.n.
20	eine PK	2 Wochen	3 Jahr	gesamte Station	2003	Seminartag als Vorbereitung, Hospitationstag auf der Station
21	n.n.	n.n.	3 Jahr	20	2006	Seminartag
22	freigestellte PAL /Stationsteam	6 Monate	2 Jahr plus 3 Jahr	n.n.	2006	Vorbereitung 7 Monate, Implemetierungsphase 6 Monate
23	ein bis zwei exam. PK	4 Wochen	3 Jahr	n.n.	2013	n.n.
24	Team	1 Woche	3 Jahr	17	2015	wird bereits zum 4x Mal angeboten
25	PAL + Kollegen	1 Woche	3 Jahr	gesamte Station	2014	Verantwortliche Theoriegeleitete Praxis = Unterricht
26	1 PAL + 1 exam. PK	8 Tage	3 Jahr	alle Pat	2013	n.n.
27	PAL / Team	9 Tage	3 Jahr	alle Pat	2011	n.n.
28	Team	1 Woche	3 Jahr	alle Pat	2015	Vorbereitungen der Station mit Krankheitsbildern,Abläufen,Leitbild
29	Team	1 Woche	3 Jahr plus 2 Jahr	alle Pat	2016	zwei Wochen Theorie-Praxis-Phase, Reanimationslehrgang
Ø		3	2,88	24,38		

Tab.7: Schülerstations-Bedarfs-Analyse Teil II (2016)

Schlüsselqualifikationen

Fachliche Kompetenz	Sozial-kommunikative Kompetenz	Methodische Kompetenz	Personale Kompetenz
1. Einsichten Fertigkeiten und Fähigkeiten zur Anwendung von Pflegekonzepten, die der Situation des Pflegebedürftigen entsprechen	1. Fähigkeit zum Aufbau, Erhalt und Beendigung von Beziehungen (interaktive Kompetenz)	1. Fähigkeit zur Planung, Durchführung und Evaluation prozessbezogener Pflege	1. Fähigkeit zur Ausgewogenheit von Nähe und Distanz
2. Ausrichtung des pflegerischen Handelns an der Frage „Was erhält gesund?" und nicht nur „Was macht krank?"	2. Fähigkeit zum Perspektivenwechsel (bezogen auf den Pflegebedürftigen) und zur Empathie	2. Fähigkeit zur Sicherung von Pflegequalität	2. Reflexionsfähigkeit bzgl. der eigenen Haltung zu existentiellen und ethischen Fragen
3. Traditionell asymetrische Strukturen in der helfenden Beziehung kritisch hinterfragen	3. Konfliktfähigkeit	3. Fähigkeit zur Einrichtungs- und berufsgruppenübergreifender Koordination und Kooperation	3. Fähigkeit die Wirkung der eigenen Person einzuschätzen
4. Pflegebedürftige in ihren sozialen Lebensbezügen sehen	4. (Selbst-) Kritikfähigkeit	4. Fähigkeit zur Informationsbeschaffung und -verarbeitung	4. Einsichten und Fähigkeiten zur verantwortlichen Mitwirkung und Mitbestimmung bei der Gestaltung der beruflichen und gesellschaftlichen Gegenwart und Zukunft = Stärkung des politischen Bewusstseins
5. (Selbst-) Pflegeressourcen der Pflegebedürftigen suchen und stärken	5. Frustrationstoleranz	5. Fähigkeit zum Treffen von Entscheidungen, zum Setzen von Prioritäten, zur gezielten und systematischen Bearbeitung von Problemen	5. Selbstvertrauen
6. Fähigkeit zur Beratung und Anleitung	6. Fähigkeit zur Artikulation und zum argumentativen Vertreten eines eigenen Standpunktes	6. Fähigkeit zum analytischen, voraus-schauenden und abstrahierenden Denken	
7. Fähigkeit zur krankheits- oder altersspezifischen Krisenintervention bzw. Prophylaxe	7. Fähigkeit zur schriftlichen und mündlichen Berichterstattung	7. Problemlösungs- und Beurteilungsfähigkeit	
	8. Fähigkeit zur Initiierung, Leitung und Beendigung von Gesprächen	8. Einsichten und Strategien zum lebenslangen Lernen	

(Unterlagen KFH 2004; Matrix: G.Hundenborn/ A. Kreienbaum 1999)

Abb. 5: Matrix der Schlüsselqualifikationen (HUNDENBORN & KREIENBAUM 1999)

Klasse		Anforderungen an die Studien
I	Ia	Evidenz aufgrund einer systematischen Übersichtsarbeit randomisierter, kontrollierter Studien (ev. mit Metaanalyse)
	Ib	Evidenz aufgrund mindestens einer hoch qualitativen randomisierten, kontrollierten Studie
II	IIa	Evidenz aufgrund mindestens einer gut angelegten, kontrollierten Studie ohne Randomisierung
	IIb	Evidenz aufgrund einer gut angelegten, quasi-experimentellen Studie
III		Evidenz aufgrund gut angelegter, nicht experimenteller deskriptiver Studien
IV		Evidenz aufgrund von Berichten/Meinungen von Expertenkreisen, Konsensuskonferenzen und/oder klinischer Erfahrungen anerkannter Autoritäten

Abb. 6: Evidenzklassen (Deutsches Netzwerk Evidenzbasierte Medizin e.V. 2007 o.S.)

Literaturverzeichnis

AMELUNG, Volker Erich: evidenzbasierte Medizin. In: Springer Gabler Verlag (Hrsg.): Gabler Wirtschaftslexikon. Stichwort: evidenzbasierte Medizin. URL: http://wirtschaftslexikon.gabler.de/Definition/evidenzbasierte-medizin. html#definition- Download vom 13.05.2016

APEL, Karl-Otto: Hermeneutik. In: Wulf, Christoph (Hrsg.): Wörterbuch der Erziehung, München: Piper Verlag 1974, S. 277-288.

BEDNARZIK, Matthias: Schüler leiten eine Station. Verantwortungsbewusstes und patientenorientiertes Verhalten lernen. In: Die Schwester Der Pfleger Band 48 / 2009, Heft 6, S.610 - 611.

BLANK, Andreas; FISCHBOCK, Florian: Examiniert auf Probe. In: Padua, die Fachzeitschrift für Pflegepädagogik Band 5 / 2010 Heft 2, S.32 – 35.

BMG/BMFSFJ (13.01.2016): Eckpunkte für eine Ausbildungs- und Prüfungsverordnung zum Entwurf des Pflegeberufsgesetzes. URL: http://www.bmfsfj.de/RedaktionBMFSFJ/Abteilung3/Pdf-Anlagen/eckpunkte-fuer-eine-ausbildungs-und-pruefungsverordnung-zum-entwurf-des-pflegeberufsgesetzes,property=pdf,bereich= bmfsfj,sprache=de,rwb=true. pdf – Download vom 14.03.2016

BOHRER, Annerose: Lernort Praxis. Kompetent begleiten und anleiten. Brake: Prodos-Verlag 2009.

BRÜHL,Ursula; CHUDOBA, Regina; KOTTE, Sabine: Projekt "Schulstation". In: Heilberufe Jg. 52 / 2000, Heft 3, S.14 – 15.

CARITAS-GEMEINSCHAFT FÜR PFLEGE UND SOZIALBERUFE e.V.: Denkanstöße für die praktische Pflegeausbildung. Freiburg, Breisgau: Caritas-Gemeinschaft für Pflege- und Sozialberufe, Katholischer Berufsverband für Pflegeberufe e.V., Katholische Krankenhausverband Deutschlands e.V. 2003.

CZÄCZINE, Ronny; LÜCKE, Stephan: Früh Verantwortung übernehmen. Auszubildende leiten eine Station. In: Die Schwester Der Pfleger Jg. 54 / 2015, Heft 12, S. 96 – 97.

DE CAMBIO-STÖRZEL, Undine; ESTERMANN, Luzia; FIERZ-BAUMANN, Irene; RÄZ, Dori: Pflegeausbildung im Krankenhaus. Eine empirische Studie. Bern: Hans Huber Verlag 1998.

DEUTSCHES NETZWERK EVIDENZBASIERTER MEDIZIN e.V.: Evidenzklassen. Letze Aktualisierung: 14.03.2007. URL: http://www.ebm-netzwerk. de/was-ist-ebm/images/evidenzklassen.jpg/view- Download vom 13.05.2016

DVO-KrPflG NRW (07.03.2006): Verordnung zur Durchführung des Krankenpflegegesetzes. Ministerium für Arbeit, Gesundheit und Sozialen des Landes Nordrhein-Westfalen (MAGS). URL: https://recht.nrw.de/lmi/owa/br_bes_text?anw_nr=2&gld_nr=2&ugl_nr=2124&bes_id=8 927&menu=1&sg=0&aufgehoben=N&keyword=Krankenpflegegesetz#det0#det0 - Download vom 13.01.2016.

FRITZ, Klaus: Schüler/innen leiten eine Station. In: Krankendienst Band 82/ 2009, Heft12, S.352 – 358.

GNAMM, Else; DENZEL, Sieglinde: Praxisanleitung für Pflegeberufe. Beim Lernen begleiten. 2., unveränderte Auflage, Stuttgart: Thieme Verlag 2003.

HANSEN, Hans Wilhelm; ADJE, Britta: Unterricht: Schüler übernehmen einen Stationsbereich. Primary Nursing im Praxisprojekt. In: Pflege Aktuell Band 57 / 2003, Heft 3, S. 140 -142.

HAUCK, Claudia; SCHUSTER, Edith (19.09.2014): Schulstationen - von der Definition zur Handlungsempfehlung. URL: http://www.zeitschriftgesundheitsberufe.info/images/artikel/pdg1-14-6.pdf - Download vom 08.03.2016.

HUNDENBORN, Gertrud; KNIGGE-DEMAL, Barbara: Teil 5 des Zwischenberichts der Landeskommission zur Erstellung eines landeseinheitlichen Curriculums als empfehlende Ausbildungsrichtlinie für die Kranken- und Kinderkrankenpflegeausbildung. Im Auftrag des Landes Nordrhein-Westfalen, vertreten durch das Ministerium für Arbeit, Gesundheit und Soziales. Düsseldorf 1996. Redaktionelle Überarbeitung: Im Auftrag des Landes Nordrhein-Westfalen, vertreten durch das Ministerium für Frauen, Jugend, Familie und Gesundheit. Düsseldorf 1998.

HUNDENBORN, Gertrud; KREIENBAUM Alois (1999): Lerneinheit: Bestimmungsort zwischen Lernbereich und Schlüsselqualifikationen. In: Fortbildungsmaterialien zur richtlinienorientierten Ausbildungsgestaltung in der Kranken- und Kinderkrankenpflege 2004. (unveröffentlicht)

HUNDENBORN, Gertrud: Theorie-Praxis-Transfer und die Bedeutung der praktischen Ausbildung für die Ausbildungsqualität der Pflegeausbildung. In: Deutscher Caritasverband e.V. (Hrsg.):Modelle der praktischen Ausbildung in der Alten-, Kranken- und Kinderkranken pflege. Fachtagung des Deutschen Caritasverbandes e.V. Freiburg: Deutscher Caritasverband e.V. 2003, S.16-23.

JACOBSEN, Heike: Befristete Übernahme einer Station mit Krankenpflege schüler/innen. In: Die Schwester Der Pfleger 1994, Heft 12, S.1020 - 1024.

KMK (15.09.2000): Handreichungen für die Erarbeitung von Rahmenlehrplänen der Kultusministerkonferenz (KMK) für den berufsbezogenen
Unterricht in der Berufsschule und ihre Abstimmung mit Ausbildungsordnungen des Bundes für anerkannte Ausbildungsberufe. Berlin:
Sekretariat der ständigen Konferenz der Kulturminister der Länder in
der Bundesrepublik Deutschland 2000.

KMK (23.11.2011): Handreichung für die Erarbeitung von Rahmenlehrplän-
en der Kultusministerkonferenz für den berufsbezogenen Unterricht
in der Berufsschule und ihre Abstimmung mit Ausbildungsordnungen
des Bundes für anerkannte Ausbildungsberufe. Sekretariat der ständigen Konferenz der Kulturminister der Länder in der Bundesrepublik
Deutschland. URL: http://www.kmk.org/fileadmin/Dateien/veroeffent-
lichungen_beschluebes/2011/2011_09_23_GEP-Handreichung.pdf
Download vom 13.02.2016.

KOHL, Christine: Projekt Schulstation. Praxisnah- Schüler leiten eine Station. In: Heilberufe Band 59 / 2007, Heft 3, S. 58 - 59.

KOSAK, Marion: Schülerinnen leiten eine Station. Konzeption, Durchführung und Auswertung eines Projektes in der Pflege. Norderstedt:
Grin Verlag 2013.

KRANKENPFLEGESCHULE AM KLINIKUM DELMENHORST: Schüler-
STation. URL: http://www.krankenpflegeschule-delmenhorst.de/in
dex.php/die-ausbildung/unterricht-speziell/schueler-station- Download vom 26.04.2016.

KrPflAPrV (10.11.2003): Ausbildungs- und Prüfungsverordnung für die Berufe in der Krankenpflege. Bundesministerium der Justiz. URL:
https://www.gesetze-im-internet.de/krpflaprv_2004/index.html-
Download vom 12.01.2016.

KrPflG (16.07.2003): Gesetz über die Berufe in der Krankenpflege. Bundesministerium der Justiz. URL: https://www.gesetze-im-internet.de/
krpflg_2004/BJNR144210003.html- Download vom 12.01.2016.

KRUMPAS, Kristin; SCHWARZ, Michael; WOLLONER, Sabrina: Die Entwicklung von Methodenkompetenz in der Pflegeausbildung. Aus-
schnitt einer Projektarbeit. In: Padua, die Fachzeitschrift für Pflegepädagogik Band 5 / 2010, Heft 2, S. 28 - 31.

MAMEROW, Ruth: Praxisanleitung in der Pflege. 4., aktualisierte Auflage,
Berlin: Springer Verlag 2013.

MENDSDORF, Birte: Schüleranleitung in der Pflegepraxis. Hintergründe –
Konzepte - Probleme - Lösungen 3., überarbeitete und erweiterte
Auflage, Stuttgart: Kohlhammer Verlag 2005.

OELKE, Uta (07.1998): Ausbildungsrichtlinie für staatlich anerkannte Kranken- und Kinderkrankenpflegeschulen in NRW. Institut für Pflegewissenschaft an der Universität Bielefeld. Überarbeitung (11.2003): HUNDENBORN, Gertrud; KÜHN, Cornelia: Deutsches Institut für an gewandte Pflegeforschung e.v. Ministerium für Arbeit, Gesundheit und Soziales des Landes Nordrhein Westfalen. URL: http://www. mgepa.nrw.de/mediapool/pdf/pflege/pflege_und_ge- sundheitsberufe/ausbildungsrichtlinien/ausbildungsrichtlinien-krankenpflege-kinderkrankenpflege.pdf Download vom 12.01.2016.

OETZEL-KLÖCKER, Margaretha: Aufgaben der Praxiseinleitung und landeseinheitliche Kriterien für eine Praxisanleiter/innen. Weiterbildung sowie zur Anrechnung berufspädagogischer Zusatzqualifikation in NRW 2004 (Erlass). Düsseldorf: Ministerium für Gesundheit, Soziales, Frauen und Familie des Landes Nordrhein-Westfalen 2004.

PANKE-KOCHINKE, Birgit: Der Erwerb beruflicher Handlungskompetenz: Erst Ergebnisse der Evaluation des Curriculums des Kooperationsverbandes niedersächsischer Krankenpflegeschulen. In: Pflegewissenschaft Band 10 / 2008, Heft 9, S.471 - 484.

QUERNHEIM, German; KELLER, Christian: Praxisanleitung. Zur Situation der praktischen Pflegeausbildung - Teil I. In: Padua, die Fachzeitschrift für Pflegepädagogik Jg. 8 / 2013, Heft 5, S. 291 - 295.

RITTELMEYER, Christian; PARMENTIER, Michael; KLAFKI, Wolfgang: Einführung in die pädagogische Hermeneutik. Darmstadt: Wissenschaftliche Buchgesellschaft 2001.

ROGALL-ADAM, Renate: 50 Tipps für die effektive Praxisanleitung in der Altenpflege. Hannover: Schlütersche Verlagsgesellschaft 2012.

ROTTNER, Sabine: Schlüsselstelle Praxisanleitung. Welche Kompetenzen brauchen Praxisanleiterinnen zukünftig?. Diplomarbeit an der Katholischen Hochschule Köln. Fachbereich Gesundheitswesen. Studiengang Pflegepädagogik 2004.

SAHMEL, Karl-Heinz: Kompetenzen und Pflegebildung. In: Sahmel, Karl-Heinz (Hrsg.): Pflegerische Kompetenzen fördern. Pflegepädagogische Grundlagen und Konzepte. Stuttgart: Kohlhammer Verlag 2009.

SAUER, Jochen: An einem Strang ziehen. Schülerstation. Möglichkeiten einer gezielten praxisnahmen Förderung der beruflichen Kompetenzen im Rahmen der Krankenpflegeausbildung. In: Die Schwester Der Pfleger Jg. 41 / 2002, Heft 11, S.898 - 902.

SCHÖBEL, Christa: Schülerinnen leiten eine Station. In: Pflegewissenschaft Band 5 / 2003, Heft 6, S. 174 – 181.

TRÄGER, Thomas: PDCA-Zyklus. URL: http://www.qm-wissen.de/wissen /qm-lexikon/pdca-zyklus.php - Download vom 02.04.2016.

UNGER, Angelika: Praxisanleitung (Teil 2) Anleiter in der Zwickmühle. In: Heilberufe Jg. 67 / 2015, Heft 7-8, S.58.

WINKLER; Simone: Konzeption für die "PraxisLernenAusbildungInnovation-Station" in der Lungenklinik. Kliniken Köln – Weaningstation 2015. (unveröffentlicht)

Abbildungsverzeichnis

Tabellenverzeichnis

BEI GRIN MACHT SICH IHR WISSEN BEZAHLT

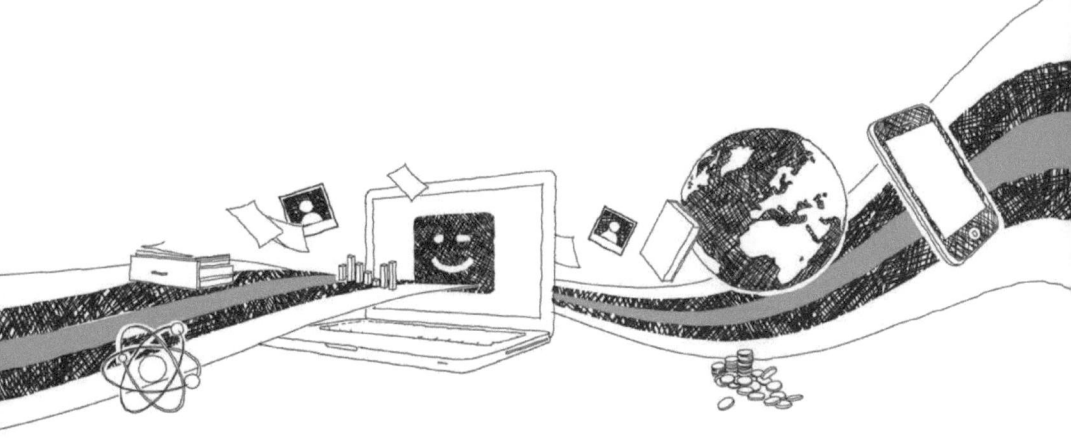

- Wir veröffentlichen Ihre Hausarbeit,
  Bachelor- und Masterarbeit

- Ihr eigenes eBook und Buch -
  weltweit in allen wichtigen Shops

- Verdienen Sie an jedem Verkauf

**Jetzt bei www.GRIN.com hochladen
und kostenlos publizieren**

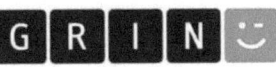